Dr. Jörg Zittlau

Ingwer

NATÜRLICH GESUND MIT DER ASIATISCHEN HEILWURZEL

Lüchow

Bibliografische Informationen der Deutschen Bibliothek
Die deutsche Bibliothek verzeichnet diese Publikation in der Deutschen Nationalbibliografie; detaillierte bibliografische Daten sind im Internet über http://dnb.ddb.de abrufbar.

© 2009 Lüchow Verlag
in der Verlag Kreuz GmbH
Postfach 80 06 69, 70506 Stuttgart

www.luechow-verlag.de

Umschlaggestaltung: ReclameBüro, München
Die Rezepte in Kapitel »Ingwer in der Küche« wurden bearbeitet von
Susanne Noll, no:vum, Leinfelden-Echterdingen
Umschlagbild: © Pieters, Dirk / StockFood
Satz: de·te·pe, Aalen
Druck: CPI – Clausen & Bosse, Leck

ISBN 978-3-7831-9050-2

INHALT

VORWORT:
EINE PFLANZE ZWISCHEN APOTHEKE,
KÜCHE UND ESTABLISHMENT

Es ist noch gar nicht so lange her, dass Heilpflanzen innerhalb der Medizin eher ein Schattendasein fristeten. Sie gehörten allenfalls in das Schränkchen mit den Hausmitteln, die gelegentlich bei einem kleinen Schnupfen oder einer Blähung »randurften«. Doch in ernsteren Angelegenheiten setzten Patienten und Ärzte lieber auf ausgeklügelten Methoden der modernen Medizin.

Doch das Blatt scheint sich zu wenden. Immer mehr Menschen vertrauen nun wieder den Kräften aus dem Pflanzenreich, auch bei schwerwiegenden Erkrankungen wie Krebs, Herzinfarkt oder Depressionen. Und das gilt nicht nur für die Patienten. So ergab eine Umfrage unter Ärzten, dass bei 98 Prozent von ihnen Heilpflanzen oder deren Präparate zum täglichen Verordnungsrepertoire gehören.

Einige Heilkräuter profitierten in besonderem Maße von diesem Trend, etwa Johanniskraut gegen Ängste und Depressionen, Ginkgo gegen Hirnleistungsstörungen, Knoblauch gegen Arteriosklerose und Sonnenhut zur Stärkung des Immunsystems. Sie bilden sozusagen das »Establishment« der Phytotherapie, der Pflanzenheilkunde. Das hat nicht unbedingt etwas damit zu tun, dass sie besser sind als andere Heilpflanzen, sondern damit, dass sie von der Pharmaindustrie protegiert wurden. Daran ist zunächst einmal nichts Schlimmes, denn wenn sich Phytotherapie gegen die geballte Finanzkraft der konventionellen Medizin behaupten will, kann das nicht ohne die Unterstützung der Industrie funktionieren. Ganz zu schweigen davon, dass die pharmazeutische Forschung dazu beiträgt, die Wirkung der Heilpflanzen optimal zur Entfaltung zu bringen.

Schade ist jedoch, dass dabei andere Heilpflanzen leicht vergessen werden. Das gilt vor allem für jene, die nicht nur eine Tradition als Heilmittel haben, sondern auch in der Küche verwendet werden. Denn wenn sich der Patient seine Heilkräuteranwendung selbst herstellen kann, indem er sich einfach einen Tee zubereitet oder ein Gewürz übers Essen oder ins Dampfbad streut, kann die Industrie nichts daran verdienen. Und wenn die Industrie nichts verdienen kann, macht sie auch keine Werbung und Öffentlichkeitsarbeit. Mit der Folge, dass die betreffende Pflanze eher ein Schattendasein fristet.

Jetzt kann man nicht unbedingt behaupten, dass der Ingwer zu den vergessenen Heilpflanzen gehört. Es gibt ihn schon seit geraumer Zeit auch in Form von einigen Präparaten, und die Traditionelle Chinesische Medizin wäre ohne ihn unvorstellbar. Nichtsdestoweniger hätte er weitaus mehr Aufmerksamkeit verdient. Denn in Deutschland denken die meisten Menschen bei seinem Namen zunächst einmal ans Gewürz, und auch hier in erster Linie daran, dass man es sparsam verwenden sollte, weil es so scharf ist. Dabei kann kaum ein anderes Heilkraut bei so vielen unterschiedlichen Erkrankungen helfen wie der Ingwer. Man kann ihn getrost als einen der »Universalkünstler« der Phytotherapie bezeichnen – denn welche Pflanze kann schon bei Ängsten und Kopfschmerzen genauso hilfreich sein wie bei Arthritis, Rückenschmerzen und Husten?

Darüber kann der Patient beim Ingwer einerseits auf bewährte Präparate zurückgreifen, andererseits aber auch zum eigenen Arzneimittelhersteller werden. Denn mit der entsprechenden Kenntnis und einigen Tricks, die in diesem Buch reichlich vermittelt werden, ist es kein Problem, sich die eigene Ingwer-Apotheke zusammenzustellen. Und preiswert ist es auch.

Gründe genug also, dem Ingwer ein Buch zu widmen und ihm dadurch Nachdruck in der alternativen Heilkunde zu verschaffen. Ob er dann schließlich zum Establishment der Heilpflanzen aufsteigen wird, sei dahingestellt. Aber eigentlich ist das ja auch gar nicht nötig, oder?

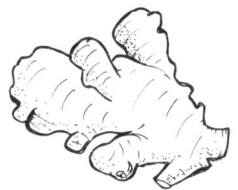

GESCHICHTE: EIN KÜCHEN- UND HEILKRAUT
MIT LANGER TRADITION

Ingwer gehört zu den Heil- und Gewürzpflanzen mit einer unglaublich langen Tradition. So lang, dass man nicht mehr präzise zurückverfolgen kann, wo eigentlich die ursprüngliche Heimat der Pflanze war. Genetische Forschungen verlegen den Ursprung des Ingwers nach Indien oder China, doch sicher ist das nicht. Denn wilden Ingwer gibt es praktisch nicht mehr. Die gehaltvollen Knollen werden vielmehr heute fast überall kultiviert, wo tropische Bedingungen herrschen: von Indien und China über Pakistan, Thailand, Vietnam und Japan bis zu Australien, den Fidschi-Inseln, Hawaii, Brasilien, Mittelamerika und Westafrika.

BALSAM FÜR SEEFAHRER UND PHILOSOPHEN

80 Prozent des in Deutschland erhältlichen Ingwer stammen aus China, das auch andere Länder mit der Gewürz- und Heilpflanze beliefert. Das sind insgesamt etwa 232 000 Tonnen pro Jahr, damit nimmt es auf der Liste der Ingwer-Exporteure den Spitzenplatz ein. Ob allerdings die ursprüngliche biologische Heimat der Pflanze in China liegt, ist bislang ungeklärt, und vermutlich kann es auch nicht mehr geklärt werden. Möglich, dass Ingwer erst durch Kaufleute von Indien ins Reich der Mitte kam. Am besten ist, dass man die Wiege der Ingwer-Kultur beiden Ländern zuspricht.

So wird Ingwer in China schon seit mehr als 2500 Jahren intensiv als Heil- und Nahrungsmittel genutzt. Medizinisch verwendete man ihn vor allem zur Anregung der Verdauung und zur Behandlung von Seekrankheit. Beide Probleme waren in China seinerzeit besonders akut. Denn die hygienischen Verhältnisse in den Küchen waren miserabel, sodass es durch Essen immer wieder zu Infektionen, Unverträglichkeiten und Durchfall kam. Und für die Reiseübelkeit gilt, dass sie – aus hormonellen Gründen – einen Chinesen um ein Vielfaches häufiger trifft als etwa einen Europäer, man aber damals zwischen Hongkong und Tsingtao noch weitaus häufiger zur See fuhr als heute. Ein Volk von Seefahrern also, das extrem sensibel für die Seekrankheit war! Eine ziemlich ungünstige Kombination. Doch sie erklärt, warum man in China zum »Sheng-Chiang«, wie der Ingwer in der Landessprache heißt, im Laufe der Jahrhunderte eine ganz spezielle Vorliebe entwickelte.

Der Denker Kung-Futse (551–479 v. Chr.) sagte einmal: »Es gibt niemanden, der nicht isst und trinkt, aber nur wenige, die den Geschmack zu schätzen wissen.« Ein wahres Wort, das gerade in der heutigen Zeit des Fastfood wieder sehr aktuell geworden ist. Für den chinesischen Philosophen stand aber auch fest, dass ein Gewürz niemals im Essen fehlen durfte: nämlich Ingwer. Keine Mahlzeit, in die Kung-Futse nicht etwas Ingwer hineinreiben ließ. Und für längere Reisen empfahl er die Mitnahme von kandierten Ingwerstücken. Einerseits, weil sie vor Seekrankheit schützen, und andererseits, weil sie den Körper kräftigen sollten, damit er die Reisestrapazen besser überstehen konnte.

In der Traditionellen Chinesischen Medizin (TCM) gilt die Ingwerwurzel als »warm«. Das bedeutet, dass sie vor allem bei Krankheiten hilft, die mit Kälte zu tun haben, wie etwa Husten, Erkältungen und Rheuma. »Wenn die frische Wurzel zusammen mit den weißen, rankenähnlichen Würzelchen von frischen Schalotten und etwas Rohrzucker oder Honig gekocht wird, ergibt das ein wirksames Mittel gegen Erkältungen, die von Frostschauern begleitet sind«, schreibt der thailändische TCM-Experte Daniel Reid.

Das Wurzelhorn

Der Name »Ingwer« stammt vom mittelhochdeutschen »Engeber« oder »Ingewer«. Diese Wörter wiederum zeigen deutlich, dass sie dem lateinischen Gattungsnamen »Zingiber« (Ingwer heißt ja botanisch »Zingiber officinale«) entlehnt sind. Doch wer glaubt, dass damit alle etymologischen Hintergründe hinreichend aufgeklärt sind, ist – bei solch einer traditionsreichen Pflanze wie dem Ingwer – auf dem Holzweg. Denn auch der lateinische Name hat einen Ursprung, nämlich im arabischen »zindschabil«, das man am besten mit »Wurzel« übersetzt. Und über die Herkunft von »zindschabil« gibt es sogar gleich zwei Theorien. Die eine besagt, dass dieser Begriff aus dem indischen Sanskrit kommt: »sringavera« = hornförmig. Das ist noch heute das im Sanskrit gebräuchliche Wort für den Ingwer. Die andere, dass er nach einem Land namens »Gingi« benannt wurde, in dem die Pflanze angeblich wild vorkam. Beweisen freilich lässt sich weder die eine noch die andere Theorie.

DIE ENTSCHLACKUNGSWURZEL DES AYURVEDA

Während China der größte Ingwer-Exporteur der Welt ist, werden in Indien insgesamt die größten Ingwer-Mengen produziert, nämlich fast 360 000 Tonnen pro Jahr. Das meiste davon geht jedoch in den einheimischen Markt. Denn in Indien hat Ingwer, genauso wie in China, nicht nur als Gewürz, sondern auch als Heilmittel eine lange Tradition.

So entwickelte sich im Land der Veden parallel zur Traditionellen Chinesischen Medizin die Ayurveda-Lehre. Einer ihrer geläufigen Sätze heißt bis heute: »There is no tincture without ginger – es gibt keine Tinktur ohne Ingwer.« Der Grund: Die meisten ayurvedischen Mittel enthalten Ingwer, da man schon in den Gründerzeiten der vermutlich über 4000 Jahre alten Gesundheitslehre glaubte, dass er die Wirkung anderer Heilpflanzen verstärken könne. Eine Hypothese, die mittlerweile wissenschaftlich gut abgesichert ist. 1981 veröffentlichte das renommierte *Journal of Ethnopharmacology* eine Studie, in der die positiven Effekte des Ingwers auf die Verwertung von Arzneistoffen bestätigt wurden. Demnach unterstützt er einerseits die Aufnahme der Arzneistoffe aus dem Darm; andererseits verhindert er aber auch, dass sie nach dem Verdauungsakt zu schnell zur Wirkungslosigkeit verstoffwechselt werden. Die traditionsreiche Heilwurzel sorgt also gleichzeitig dafür, dass Arzneimittel von unserem Körper aufgenommen und nicht direkt wieder von unserem übereifrigen Stoffwechsel zerlegt werden. Besser geht's nicht.

Nichtsdestoweniger verbessert Ingwer nach dem Ayurveda nicht nur die Resorption von Arzneimitteln, er stärkt auch insgesamt die Verdauungskraft »Agni«. Dadurch verhindert er das Ansammeln schädlicher Substanzen in unserem Körper und erleichtert das Verbrennen und Ausscheiden von Giften. Man kann Ingwer daher getrost im ayurvedischen Sinne als »Entschlackungswurzel« bezeichnen.

Daneben hat Ingwer einen großen Einfluss auf die sogenannten Doshas. Das sind in der Ayurveda-Lehre feinste Steuerungseinheiten, die den Menschen nicht nur hervorbringen, sondern auch seine Funktionen kontrollieren. Es wäre allerdings falsch, sich die Doshas als äußere Kräfte vorzustellen, die den Menschen anstoßen wie ein Boot im Wasser, das sich daraufhin in Bewegung setzt. Die ayurvedischen Ureinheiten halten uns nicht nur in Bewegung, sondern sie bilden gleichsam unsere geistige und körperliche Substanz. Sie prägen unser gesamtes Dasein, neben unseren körperlichen und psychischen Aktionen also auch unsere Konstitution, unseren Charakter, unsere Leidensfähigkeit und vieles andere mehr.

Vata beinhaltet das gesamte Spektrum unserer Dynamik. Menschen mit stark ausgeprägtem Vata-Anteil sind lebhaft, begeisterungsfähig, gesprächig, spontan, flexibel und dennoch leicht zu ängstigen. *Pitta* bezeichnet hingegen das Hitze- und Stoffwechsel-prinzip, ist aber auch verantwortlich für das Kontrollbedürfnis ei-nes Menschen – sowohl auf der körperlichen als auch auf der psy-chischen Ebene. Menschen mit stark ausgeprägtem Pitta-Anteil sind stark »verkopft«, neigen also dazu, alle Angelegenheiten des Lebens wohlüberlegt anzugehen, emotionale und spontane Ent-schlüsse sind ihnen eher unangenehm. *Kapha* schließlich ist das Prinzip der Form, es steht für Stabilität und Struktur. Kapha-Typen haben ein stark starkes Bedürfnis nach Frieden und Harmonie – ein Bedürfnis, das man ihnen oftmals schon rein äußerlich ansieht, denn Kapha-Menschen haben eine weiche und sanfte Haut, sie wirken insgesamt körperlich eher rund und ausgewogen, neigen dadurch aber auch zu Übergewicht.

Im Ayurveda zählt Ingwer neben schwarzem und langem Pfeffer zu den »trikatu«, den »drei Scharfen«. Was im Hinblick die drei Doshas bedeutet: Diese Gewürze wirken auf Vata und Kapha, auf Pitta sind sie jedoch ohne Einfluss. Ingwer hilft daher bei der Besei-tigung stressbedingter Erregungen ebenso wie bei Antriebslosigkeit und Müdigkeit, er lässt uns einen klaren Kopf, den weder Hektik noch Passivität aus der Ruhe bringen. Er ist für den hageren und konfliktträchtigen Macher ebenso hilfreich wie für den rundlich-harmoniesüchtigen Phlegmatiker. Nur wenige Heilmittel können solche unterschiedliche Indikationen abdecken.

STÄRKUNG FÜRS WOCHENBETT

Über China und Indien gelangte Ingwer nach Malaysia und Indo-nesien, wo man seiner Anwendung als Volksmedizin einen wei-teren interessanten Aspekt hinzufügte, der noch heute Gültigkeit hat. Frauen erhalten dort nämlich nach der Geburt ihres Kindes 30 Tage lang eine Ingwersuppe. »Sie soll den durch die Geburt belasteten Müttern helfen, sich warm zu halten und ihre Stoff-wechselschlacken auszuschwitzen«, erklärt Prof. Kathi Kemper, Kinderärztin an der Wake Forest University in den USA.

In Arabien galt Ingwer lange Zeit als Aphrodisiakum, doch diesem Ruf konnte er – wie viele andere Heilpflanzen auch – nicht gerecht werden. Dafür wird er in Ägypten noch heute als Abwehrmittel gegen Moskitos geschätzt, und da ist wirklich etwas dran. Denn ätherische Pflanzenöle wirken generell, es ist ja geradezu ihr Sinn. So auch beim Ingwer, der seine saftigen Knollen vor den Attacken unliebsamer Schädlinge schützen muss. Es kann daher durchaus hilfreich sein, sich vor einem sommerlichen Aufenthalt im Freien einen intensiven Ingwer-Snack einzuverleiben. Am besten kombiniert mit Knoblauch, denn dessen Schwefelverbindungen wirken nicht nur auf Insekten abschreckend, sondern auch auf Zecken.

ZURÜCK ZU DEN ANIMALISCHEN WURZELN

Nach Europa kam Ingwer durch Alexander den Großen und die alten Griechen. Sie waren so begeistert von dem Gewürz, dass sie die Knollen in Scheiben schnitten und in ihr Brot einarbeiteten. Als traditionelle Seefahrer schätzten sie den Ingwer natürlich auch als Mittel gegen Reiseübelkeit.

Von Athen aus ging es für die gelbe Knolle weiter ins alte Rom. Der Leibarzt Kaiser Neros schwärmte wegen seiner wärmenden Eigenschaften für Ingwer. Die römischen Legionäre hatten ihn im Reisegepäck, um sich auf ihren Feldzügen vor Darmerkrankungen zu schützen.

Als jedoch das Römische Reich zerfiel, wurde es erst einmal still um den Ingwer. Die mitteleuropäische Kultur hatte zunächst keine Verwendung für ihn. Hildegard von Bingen (1098–1179) riet sogar vom Gebrauch der Pflanze ab, da sie angeblich das Triebhafte im Menschen stärke und ihn so »zu dem macht, was man sich unter einem trotteligen Alten vorstellt, der nichts anderes mehr im Kopf hat als das Animalische«. Eine Einschätzung, die vermutlich von der arabischen Medizin inspiriert war, die den Ingwer als Aphrodisiakum schätzte. Und so etwas musste Hildegard als Äbtissin des Benediktinerordens natürlich ablehnen. Immerhin gestattete sie eine Ausnahme von ihrem Ingwer-Verdikt. Denn sei der Mensch stark geschwächt und dem Tode schon nahe, könne »das Animalische noch einen Stoß gebrauchen«. Und dann, so die berühmte Kräuter-Expertin weiter, »soll man eine Ingwersuppe essen«.

Hildegard von Bingen konnte freilich nicht verhindern, dass die mittelalterlichen Kreuzritter neben Pfeffer und Zimt auch reichlich Ingwer aus dem Orient mit nach Hause nahmen. Seine Beliebtheit in Europas Küchen wuchs. Allerdings war er noch recht teuer, sodass er in erster Linie dem Adel und reichen Kaufleuten vorbehalten war. Im 16. Jahrhundert brachten jedoch die Spanier den Ingwer nach Mittelamerika, wo er als Tropengewächs natürlich optimale Anbaubedingungen vorfinden sollte. Er entwickelte sich so prächtig, dass die spanischen Siedler in Jamaika bereits Anfang des 17. Jahrhunderts das Gewürz in großen Mengen nach Europa verschiffen konnten. Die Folge: Das Ingwerangebot stieg, und damit sanken seine Preise, sodass er nun auch für Normalsterbliche erschwinglich wurde. Plötzlich wollte fast jeder den Ingwer in seinem Essen haben. Eigentlich eine begrüßenswerte Entwicklung. Die explodierende Nachfrage führte allerdings dazu, dass unseriöse Händler ihr Ingwerpulver mit Sand, Mehl oder Brotkrümeln streckten. Einige Ärzte sahen sich daher genötigt, vor pulverisiertem Ingwer zu warnen. Dieser Ansicht kann man sich übrigens auch heute nur anschließen. Zwar wird jetzt genug Ingwer produziert, sodass er nicht mehr gestreckt werden muss, doch das Pulver ist im Hinblick auf seine Würzkraft nur ein mäßiger Ersatz für frisch abgeschnittene Wurzelstücke. Ganz zu schweigen davon, dass pulverisierte Gewürze heute manchmal mit Röntgen-, Gamma- oder Elektronenstrahlen behandelt werden, um ihre Haltbarkeit zu steigern. Dies müsste zwar ausdrücklich auf der Verpackung zu lesen sein, doch leider »vergessen« das einige Hersteller immer wieder.

Die Pflanze der Schamanen

In Ecuador wird der »ajej« genannte Ingwer von den dortigen Ureinwohnern, den Shuar, nach wie vor als Pflanze für Rituale eingesetzt. Die Schamanen etwa zerbeißen Ingwerwurzeln, um magische Kraft zu gewinnen.

Auf der indonesischen Insel Siberut müssen angehende Schamanen eine regelrechte Ingwer-Prüfung absolvieren. Sie gehen dann mit ihrem Lehrmeister an eine verschwiegene Stelle, wo ihnen ein Fläschchen beißender Ingwersaft in die Augen geträufelt wird. Der Schamanen-Novize soll dadurch ein »Sehender« werden. Wieso unter den Hunderten von Nutzpflanzen des Urwalds (unter denen auch einige ganz schön scharf sein und zu Tränen reizen können) ausgerechnet der Ingwer zu diesem Zweck auserkoren wurde, weiß niemand genau. Möglich, dass sich die Schamanen durch die fingerförmigen Strukturen des Ingwer-Wurzelwerks an eine göttliche Hand erinnert fühlten, ähnlich wie Ginseng-Wurzeln die Gestalt eines Menschen nachzuahmen scheinen. In jedem Falle ist es ein interessantes Ritual – doch vor Nachahmung sei gewarnt!

In Papua-Neuguinea wird Ingwer zusammen mit Homalomena (das bei uns eher als Zimmerpflanze bekannt ist) als Droge zur Bewusstseinserweiterung verwendet. Dabei kann es zu heftigen Visionen mit anschließenden intensiven Träumen kommen. Allerdings nimmt man dazu nicht unseren »gemeinen« Ingwer, sondern den wild wachsenden *Zingiber zerumbet*. Er heißt auch »Shampoo Ingwer«. Der Grund: Aus seinen Blütenständen, die aussehen wie Tannenzapfen, lässt sich eine milchige Substanz zur Herstellung von Shampoo gewinnen.

Im 17. Jahrhundert erlebte der Ingwer vor allem in England einen großen Boom, er sorgte dort geradezu für eine Küchenrevolution. Kaum eine Speise, die nicht mit dem Wurzelgewürz verfeinert wurde, vom Chicken Curry über Kekse, Pudding, Kuchen und Schokolade bis zu Brot, Tee und Limonade oder Bier. Es ist schon erstaunlich, dass der Ingwer gerade auf der für ihre eher zurückhaltenden Würzgewohnheiten bekannten Insel solch spektakuläre Erfolge feiern konnte. Einer der Gründe dafür war sicherlich, dass die Engländer aufgrund ihrer asiatischen Kolonien keine Probleme hatten, an die Knollen heranzukommen. Ein anderer Grund war aber wohl auch, dass Ingwer kulinarisch ein besonders weites Einsatzspektrum hat: Mit ihm kann man irgendwie nichts falsch machen. Und das wirkte natürlich auf ein Volk mit eher risikoloser Küche beruhigend und ermutigend zugleich.

Demgegenüber verzeichnet man den geringsten Ingwer-Import unter den europäischen Ländern ausgerechnet in einer Hochburg der feinen Küche, nämlich Italien. Man kann lange spekulieren, woran das liegt. Am warmen Klima jedenfalls, das den scharfen Ingwer möglicherweise entbehrlich macht, kann es nicht liegen. Denn in Indien, wo mehr Ingwer gegessen wird als irgendwo sonst auf der Welt, kann es noch deutlich wärmer sein als in Sizilien oder Venedig. Möglicherweise liegt die Ingwer-Trägheit der Italiener ja auch daran, dass sie, ganz im Gegensatz zu England, traditionell gerne und viel würzen – und deswegen keine weiteren Gewürze mehr brauchen.

In Deutschland sollte es bis zu den fünfziger Jahren des letzten Jahrhunderts dauern, eher sich der Ingwer als Gewürz etablierte. Einer seiner frühesten, eher noch zaghaften Erfolge war die Currywurst, die 1949 erstmals von Herta Heuwer an ihrem Imbiss in Berlin-Charlottenburg gereicht wurde. Sie wurde reichlich mit Currypulver bestreut. Das enthält zwar eine gewisse Portion Ingwer, doch den dominierenden Teil stellt Kurkuma, der hier auch als »Gelbwurz« bekannt wurde.

Den eigentlichen Durchbruch in Deutschland schaffte Ingwer in den 1970ern. Das war die Zeit, in der plötzlich der kulinarische Asia-Trend zwischen Flensburg und Konstanz einzog, überall eröffneten chinesische Restaurants. Dadurch bekam der mitteleuropäische Gaumen reichlich Gelegenheit, sich an Ingwer zu gewöhnen. Wer allerdings heute im China-Restaurant einkehrt, wird eher mit Glutamat aus dem Industrielabor konfrontiert als mit exotischen Gewürzen. Der Grund: Die chinesische Küche ist weniger deftig und fleischlastig als die deutsche – und dieses »Defizit« glaubt man unbedingt mit dem preiswerten Geschmacksverstärker korrigieren zu müssen.

Glücklicherweise lässt sich Ingwer auch durch Glutamat nicht mehr aus Deutschland verdrängen. Mittlerweile bekommt man ihn überall in Reformhäusern, Naturkostläden und asiatischen Lebensmittelfachgeschäften, auch Supermärkte haben ihn in ihren Regalen. Als Heilmittel hat er sich ebenfalls etabliert, allerdings meistens nur mit den Indikationen Reise- und Schwangerschaftsübelkeit. Was eigentlich schade ist. Denn wir werden sehen, dass Ingwer medizinisch weitaus mehr kann.

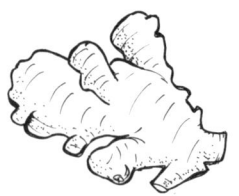

BOTANIK: DER ÜBERLEBENSKÜNSTLER
MIT DEM GEWISSEN KICK

Botanisch gesehen ist Ingwer, botanisch *Zingiber officinale*, eigentlich nichts Besonderes. Denn er gehört zur Gattung Zingiber, die mehr als 50 Arten umfasst. Doch innerhalb dieser Arten wiederum ist er exquisit. Denn die Ingwerpflanze ist die einzige, die es in praktisch alle Arzneibücher dieser Welt geschafft hat.

DRÜSENKÜNSTLER

Zu den Eigenarten von Ingwer gehört, dass er über ein dichtes Netz an Drüsen verfügt. Darin werden nicht nur ätherische Öle produziert, sondern auch nicht-flüchtige Verbindungen wie Harze, Farb- und Scharfstoffe. Der Zweck all dieser Substanzen liegt in erster Linie darin, die Pflanze vor Angreifern zu schützen.

Die nach Zitrone und Holz duftenden ätherischen Öle sollen anfliegende Insekten oder herankriechende Würmer und Schnecken daran hindern, der Pflanze zu nahe zu kommen. Doch im Laufe der Evolution haben viele Tiere eine Art Immunität gegen die für sie unangenehmen Aromen entwickelt, sodass sie sich nicht mehr sonderlich daran stören. Der Ingwer hat daher einen zweiten Schutzwall aus nicht-flüchtigen Stoffen aufgebaut: Die klebrigen Harze sollen die Angreifer vom Berühren der Wurzeln, Blätter und Stängel abhalten, und wenn sie es dann doch getan haben, sollen die Scharfstoffe ihnen schon den ersten Biss vergällen, sodass sie auf weitere Fressattacken verzichten.

Insgesamt ist es dem Ingwer im Laufe der Evolution gut gelungen, seinen Schutz vor Fressfeinden zu optimieren. So gut, dass man ihn im heimischen Garten sogar als natürliche Schädlingsabwehr einsetzen kann. Wer ihn neben sein Obst und Gemüse pflanzt, kann damit rechnen, dass vor allem auf dem Bodenweg kaum Schädlinge zu den Nutzpflanzen durchdringen.

Baut man freilich Ingwer in Mono-Kultur an, wird er anfällig für allerlei Krankheiten. Ingwer gehört daher leider zu den Gewürzen, die immer wieder stark mit Chemikalien belastet sind. Wer hier auf Nummer sicher gehen will, sollte auf der Bio-Variante bestehen.

Der botanische Steckbrief

Die Ingwerpflanze wird etwa einen Meter hoch, hat längliche, bis zu 20 Zentimeter lange Blätter und erinnert im Aussehen an Schilf. Die meist gelblichen Blüten stehen im Sommer in mehr oder weniger dicht gedrängten Ähren. Ihre Bestäubung erfolgt überwiegend durch Vögel und nur selten durch Insekten, die sich durch den aromatischen Duft der Pflanze eher abschrecken lassen. Nach der Befruchtung entwickelt sich aus dem Fruchtknoten eine längliche, mehrsamige Kapsel. Sie ist für den Verzehr ungeeignet. Die jungen Sprossen der Pflanze dienen in Asien aber mitunter als Küchenkraut.

Der für uns Menschen interessante Teil des Ingwers liegt unter der Erde: der kurze, dicke und geweihartig verzweigte Wurzelstock, der streng botanisch gesehen eigentlich nicht zu den Wurzeln, sondern zu den sogenannten Rhizomen gehört. Er kriecht waagrecht knapp unter der Erdoberfläche her und ist mit fadenartigen Wurzelspitzen besetzt, aus denen die Pflanze ihr Wasser ziehen kann. An den Enden des unterirdischen Geweihs wachsen die Knospen in die Höhe, aus denen sich schließlich der oberirdische Teil der Pflanze entwickelt.

Denn beim ökologischen Anbau wird Ingwer zusammen mit anderen Nutzpflanzen kultiviert, meistens mit Obstbäumen. Die Erfahrung zeigt, dass ihm das besser bekommt als eine Mono-Kultur – und die anderen Pflanzen freuen sich über den insektiziden Begleitschutz der aromatischen Ingwer-Pflanze.

INGWER SELBST ANBAUEN

Wer ein geschütztes Hochbeet, eine warme Terrasse oder – noch besser – ein Gewächshaus hat, kann Ingwer selbst anbauen. Dazu besorgt man sich einen intakten und frischen Wurzelstock, wie man ihn mittlerweile in Supermärkten bekommt. Man legt ihn Ende April oder Anfang Mai, wenn also kaum noch Frostgefahr besteht, flach auf einen lockeren, nährstoffreichen Boden und bedeckt ihn anschließend noch mit etwas Erde. Bei der Standortwahl sollten Sie bedenken: Ingwer ist zwar ein Tropenpflanze, die es warm und feucht liebt, aber er mag nicht zu viel direkte Sonne! Im Falle einer Zimmerkultur stellen Sie ihn am besten an ein Fenster mit südwestlicher bis westlicher Ausrichtung.

Sofern sich der Ingwer wohl fühlt, bohren sich schon wenige Wochen später die ersten Spitzen nach oben. Fünf Monate später welkt das Laub und man kann die ersten Wurzelstücke ernten. Das Rhizom ist dann noch sehr weich, saftig und zitronig-mild im Geschmack, später wird es holzig und sehr scharf. Wobei freilich festzuhalten ist, dass hiesige Ernteerträge nur selten eine Qualität wie in den Tropen erreichen. Die Ingwerknollen schmecken oft ziemlich fade und riechen fast wie muffiges Kaminholz – ihre eigentliche Heimat sind eben die Tropen.

Im Spätherbst zieht die Pflanze ein. Was konkret heißt: Laub und Spross sterben ab, nur das Rhizom bleibt am Leben. Es kann den Winter überstehen, am besten in einem gleichmäßig kühlen Raum, bei Temperaturen zwischen 12 und 15 °C. Die Erde kann nahezu komplett austrocknen, es braucht also während der Winterruhe kaum gegossen zu werden. Im Frühjahr stellt man den Topf wieder an einen warmen Ort und gießt kräftig. Wird der Ingwer im Gewächshaus kultiviert, verträgt er auch während der Wintermonate Feuchtigkeit – und sofern die Temperaturen steigen, treibt er auch wieder aus.

DIE PROFESSIONELLE INGWER-ERNTE

Die größten Anbaugebiete für Ingwer liegen in den Tropen und Subtropen, also dort, wo es warm und feucht ist. Mit einer Fläche von 181 000 Hektar hat, was nur wenige wissen, Nigeria das größte Anbaugebiet der Welt. Der Ertrag liegt dort allerdings mit rund 125 000 Tonnen deutlich unterhalb der Ernte von Indien (knapp 360 000 Tonnen), wo einfach bessere Wachstumsbedingungen und auch eine längere Erfahrung im Anbau vorherrschen.

Die Ernte erfolgt entweder (oberhalb des Äquators) von August bis September oder (unterhalb des Äquators) von Februar bis März. Zu diesen Zeiten ausgegrabener Ingwer ist zart und scharf, man bezeichnet ihn als »Stem-Ingwer«. Spätere Ernten sind holziger und weniger scharf, sie werden als »Cargo-Ingwer« bezeichnet.

Die Wurzelstöcke werden ausgegraben und die Rinde zum Teil abgeschabt – ein etwa golfballgroßes Stück wird jedoch später wieder eingepflanzt, denn man muss ja für Nachschub sorgen. Die Ernte gelangt als frischer Ingwer in den Handel, und in Folie verpackt und gut gekühlt bleibt er auch für einige Wochen frisch. Zu uns nach Europa kommt allerdings auch oft der getrocknete Ingwer. In manchen Ländern, vor allem in Indien, wird er mit Kalkpuder oder einer Kalk-Wasser-Suspension (»Kalkmilch«) gebleicht und schließlich als »weißer Ingwer« angeboten.

UNTERSCHIEDLICHE SORTEN

Bei uns erhält man Ingwer sowohl frisch als auch als Trockenware. Im frischen Zustand ist er aromatischer und weniger scharf, was für die Küche in der Regel günstiger ist. Als Heilmittel ist er hingegen nicht unbedingt wirkungsvoller. Der Grund: Getrocknete Pflanzen enthalten weniger Wasser, und dadurch ist ihr Wirkstoffanteil automatisch höher. Zumindest, was die nicht-flüchtigen Anteile angeht, zu denen ja auch die Scharfstoffe des Ingwers gehören. In Bezug auf die ätherischen Öle sind allerdings wiederum die frischen Wurzeln höher einzuschätzen – und die scheinen ja nach jüngeren Studien auch eine Rolle im Wirkungskreis von Ingwer zu spielen.

Ingwer richtig lagern

Ungeschälte, frische Wurzeln halten sich im Gemüsefach des Kühlschranks drei bis vier Wochen. Am besten deponiert man sie dazu in einem Frischhaltebeutel. Getrockneter Ingwer hält sich, kühl gelagert in einer dicht verschlossenen und lichtundurchlässigen Dose, mehrere Monate.

Aussehen, Aroma und Geschmack variieren, je nachdem, wo der Ingwer geerntet und verarbeitet wird. Die indische Variante ist meistens hellbraun bis rötlich-braun, grob geschält und im Geschmack zitronig-erdig und ausgesprochen scharf. Der afrikanische Ingwer ist hingegen dunkelbraun und verströmt einen intensiven, kampferartigen Geruch, weil er relativ viele ätherische Öle und dafür weniger Scharfstoffe enthält. Er wird ungeschält getrocknet und als »Schwarzer Ingwer« auf den Markt gebracht, damit er nicht zu viele der flüchtigen Öle verliert. Chinesische Sorten sind blassbraun, meistens ungeschält und milder als ihr indisches Pendant. Ähnliches gilt auch für den australischen Ingwer, der zudem noch etwas zitroniger schmeckt.

Die Herkunft des Ingwers entscheidet auch über seine medizinischen Inhaltsstoffe. So besteht das ätherische Öl des australischen Ingwers überwiegend aus Kampher, Phellandren, Geranial, Neral und Linalool. Er eignet sich dadurch besonders gut zur äußerlichen Anwendung bei Migräne, indem man beispielsweise geschnittene Rhizomstücke unter einem Stirnband deponiert. Dem Linalool, das man auch im Lavendel in großen Mengen findet, bescheinigen Wissenschaftler zudem einen stark beruhigenden Effekt. Der Ingwer aus dem malaiischen Maran enthält hingegen große Mengen an antibiotischem Zingiberen, und sein Pendant aus Jamaika besticht durch sein p-Cymen, das in Studienlabors bereits Krebsgeschwüre zum Schrumpfen brachte und dadurch zu den Hoffnungsträgern der Tumortherapie gehört. Den größten Wert an entzündungshemmenden Curcumen findet man schließlich in den gelben Knollen aus dem indischen Narasapattam.

Ingwer aus Australien

Auf insgesamt etwa 700 Morgen Land in Queensland im Nordosten Australiens wird Ingwer angebaut. Gegenüber dem oft sehr scharfen und »feurigen« asiatischen Ingwer verfügt der australische Ingwer über ein milderes, fruchtiges Aroma mit zitroniger Note, und er ist besonders zart. Die gesunden Ingwerknollen aus kontrolliertem Anbau werden nämlich im Februar und März schon jung und zart geerntet, bevor sie allzu große Schärfe entwickeln können. Ein Teil der Ingwerproduktion in Australien erfolgt unter strengen Bio-Auflagen und ist entsprechend zertifiziert.

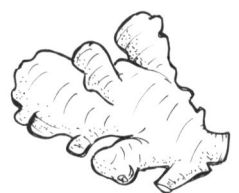

BESSER ALS DAS CHEMIE-LABOR: DIE WIRKSTOFFE DES INGWERS

Im folgenden Kapitel finden Sie eine Übersicht der wichtigsten Wirkstoffe des Ingwers. Wissenschaftler haben in dieser Hinsicht in den letzten Jahren sehr viel geforscht, sodass die Pflanze chemisch mittlerweile gut entschlüsselt ist. Dennoch sollte man diese Befunde nicht überschätzen. Der Grund: Selbst die ausgeklügelten Methoden der Labors schaffen es nicht, den Bauplan einer Pflanze bis ins letzte Detail offenzulegen. Vieles funktioniert in der Chemie, wie in den Naturwissenschaften überhaupt, nach dem Prinzip: Ich kann nur etwas finden, wenn ich ungefähr weiß, wonach ich suche. So finde ich einen Stoff XY nur, wenn ich die Methoden verwende, die ihn sichtbar machen können. Sofern ich aber andere Methoden zum Einsatz bringe, weil ich beispielsweise die Substanz Z finden will, geht mir XY vermutlich durch die Lappen. Das ist nicht anders als bei der Jagd: Konzentriert sich der Jäger auf die Gänse in der Höhe, kann es sein, dass er das Wildschwein direkt von seinen Füßen verpasst.

Es gibt aber ein weiteres, noch bedeutsameres Argument, warum man die Wirkstoffanalyse einer Pflanze nicht zu hoch gewichten sollte. Dass nämlich eine Heilpflanze weit mehr ist als nur die Summe ihrer einzelnen Wirkstoffe. Weil diese zueinander in einer Wechselbeziehung stehen, die wissenschaftlich bis heute nicht annähernd erklärt werden kann. Ganz zu schweigen davon, dass auch die Symbole und Farben sowie der Geschmack zu dem Heileffekt einer Pflanze beitragen. Im Ayurveda etwa spielt der Geschmack einer

Speise oder eines Krauts eine zentrale Rolle. Mit anderen Worten: Der Ingwer bildet weit mehr als die Summe bestimmter Wirkstoffe, die sich in ihm befinden. Ihre Heilkraft entspringt vielmehr der ganzen Pflanze – und der Art und Weise, wie sie zubereitet wird.

ÄTHERISCHE ÖLE

Ingwer besteht zu drei Prozent aus ätherischen Ölen. Davon kennt man mittlerweile etwa 160, doch ihre tatsächliche Anzahl liegt vermutlich deutlich höher. Der typische Ingwer-Geruch entsteht hauptsächlich durch Beta-Sesquiphellandrol und Zingiberol, das zitronenartige Aroma wird durch Neral und Geranial hervorgerufen. Die Zusammensetzung der Öle kann je nach Herkunft der Pflanzen stark variieren. So bestehen sie beim indischen Ingwer hauptsächlich aus Cucurmen, Zingiberen, Alpha-Farnesen, Beta-Sesquiphellandren und Beta-Bisabolon, sodass die Pflanze geschmacklich in die Nähe von Curcuma rückt. Der australische Ingwer hat als ätherische Öle vor allem Campen, Phellandren, Neral, Geranial und 1,8-Cineol. Neral findet man sonst in großen Mengen im Lemongras, während Geranial beispielsweise beim Lagern von Tomaten freigesetzt wird. Die Mischung aus Neral und Geranial wird unter der Bezeichnung »Citral« auch von der Kosmetikindustrie eingesetzt. Und, was nicht minder interessant ist: Ameisen nutzen Citral als sogenanntes Alarmpheromon. Das heißt, sie schütten diesen Stoff aus, wenn sie unter Stress stehen und ihre Artgenossen vor einer Gefahr warnen wollen. Daran sollte man denken, wenn man sich in der Nähe eines Ameisenhaufens befindet und plötzlich Zitronenduft in der Nase spürt!

Wissenschaftler der School of Bioresources and Technology in Bangkok fanden heraus, dass die ätherischen Ingwer-Öle antibiotisch gegen zahlreiche Bakterien wirken. Darunter befindet sich auch die Kugelbakterie *Staphylococcus aureus*, die an zahlreichen Erkrankungen beteiligt ist, vom Furunkel über Atemwegsinfekte bis zur Lungenentzündung. Ebenfalls auf der »Ingwer-Abschuss-

Liste«: *Bacillus cereus.* Dieses heimtückische Stäbchenbakterium nistet sich gern in Nahrungsmitteln – vor allem aber Reisgerichten – ein und löst bei Menschen schwere Vergiftungen mit Durchfall und Erbrechen aus. Die Vorliebe der asiatischen Länder für Ingwer erhält so eine konkrete medizinische Basis: Er schützt nämlich vor Infektionen, die typisch sind für den dortigen, hauptsächlich auf Reis basierenden Speiseplan.

Ingwer hilft erwiesenermaßen gegen Brechreiz und Übelkeit (beispielsweise infolge von Schwangerschaft oder auf Auto-, Schiffs- und Flugreisen). Bis vor wenigen Jahren dachte man noch, die ätherischen Öle der Pflanze spielten bei diesem Effekt keine Rolle. Doch jüngere Untersuchungen zeigen das Gegenteil. Demnach beruhigen offenbar nicht nur die nicht-flüchtigen Scharfstoffe, sondern auch die flüchtigen Öle den unruhigen Verdauungstrakt.

SCHARFSTOFFE

Vor allem die indischen Ingwersorten können ausgesprochen scharf schmecken. Verantwortlich dafür sind vorrangig zwei Stoffgruppen: die Gingerole und Shogaole.

Für die Stoffgruppe der Gingerole gilt: Je kürzer, umso schärfer. Das heißt: Je kürzer die chemischen Ketten eines Gingerols, umso schärfer ist es im Geschmack. Deswegen brennt (6)-Gingerol stärker auf der Zunge als (10)-Gingerol. Insgesamt aber ist die »Schärfkraft« der Gingerole geringer als die von Capsaicin, dem Scharfstoff des Pfeffers.

Kurzkettige Gingerole arbeiten antioxidativ, das heißt, sie schützen die Körperzellen vor aggressiven Sauerstoffverbindungen, die als Hauptverantwortliche für zahlreiche Erkrankungen gelten, vor allem aber für Krebs. Doch sie helfen auch, wenn bereits krebsartige Veränderungen im Körper vorliegen. In Laborexperimenten unterdrückten sie das Streuverhalten von Tumoren, sie hemmten also die sogenannte Metastase oder Tochtergeschwulstbildung, die als eines der größten Probleme bei Krebserkrankungen gilt. Darüber hinaus wirken sie in starkem Maße schmerz- und entzündungshemmend, und an den Wänden der Blutgefäße verhindern sie Verdickungen und Verhärtungen, sodass der Blutfluss besser funktionieren kann.

Die Shogaole verdanken ihren Namen dem japanischen Namen für Ingwer: »Shoga«. Sie entstehen eigentlich erst dann in nennenswerten Mengen, wenn der Ingwer nicht mehr im Boden steckt, sondern bereits im Lager liegt. Denn dann erst verwandeln sich seine Gingerole zu Shogaolen. Diese schmecken weitaus schärfer als ihre Herkunftssubstanzen. Was für den praktischen Gebrauch bedeutet, dass eine Ingwerknolle umso schärfer schmeckt, je länger sie gelagert wurde. Ihr hoher Schärfegrad kann also ein Hinweis darauf sein, dass sie nicht mehr ganz frisch ist. Doch diese Formel gilt insofern nicht immer, als indischer Ingwer auch im frischen Zustand sehr scharf schmeckt. Außerdem ist eine Zunahme von Shogaolen medizinisch keineswegs unerwünscht. Denn pharmakologisch sind sie in einigen Punkten den Gingerolen sogar überlegen. Sie scheinen vor allem um stärkere entzündungshemmende Eigenschaften zu verfügen und hauptverantwortlich dafür zu sein, dass Ingwer gegen Übelkeit und Brechreiz hilft.

Die Kraft des Kintoki

Wie weit man per Züchtung das Wirkstoffprofil von Ingwer verändern kann, zeigt das Beispiel des sogenanten Kintoki. Dieser Ingwer-Sorte stammt ursprünglich aus Japan und enthält neben den üblichen Gingerolen und Shogaolen als Hauptwirkstoffe zwei Diterpene: Galanolacton und einen Stoff mit dem unaussprechlichen Namen (E)-8Beta,217-Epoxylabd-12en-15,16-dial. Kintoki wird überwiegend in der Traditionellen Chinesischen Medizin verwendet und mittlerweile auch nicht mehr hauptsächlich in Japan, sondern in China angebaut. Er soll noch besser gegen Reiseübelkeit helfen als die anderen Ingwer-Sorten.

EINE WURZEL FÜR VIELE KRANKHEITEN

Ingwer gehört zu den wenigen Heilpflanzen, die nicht nur eine lange Tradition in der Volksmedizin haben, sondern mittlerweile auch oft wissenschaftlich untersucht wurden. Das macht ihn besonders vertrauenerweckend, weil es ihn nicht nur von anderen Heilkräutern abhebt, sondern auch von vielen Mitteln der konventionellen Medizin. Denn die haben zwar in der Regel ein mehr oder weniger dichtes Netz an wissenschaftlichen Daten hinter sich, doch Tradition haben sie nur wenig.

Allein die »evidenzbasierte Medizin«, also die »auf Beweismaterial gegründete Heillehre«, ist historisch ausgesprochen jung. Die Bezeichnung findet sich erstmalig 1793 in dem Aufsatz eines schottischen Arztes. Im deutschsprachigen Bereich war es der Wiener Arzt Ignaz Semmelweiß (1818–1865), der 1848 erstmalig öffentlich anregte, die »systematische klinische Beobachtung« in die Medizin einzuführen.

Zu dieser Zeit war die Volksmedizin schon viele Jahrhunderte alt und hatte beachtlichen Erfolg. Und den Ingwer kannte man in der Chinesischen Medizin schon seit über 2000 Jahren. Das ist, wie man so schön sagt, ein »echtes Pfund«, das man nicht wegdiskutieren kann. Und es ist ja nicht das einzige, auch wissenschaftlich hat der Ingwer nachgelegt. Wer seinen lateinischen Namen »zingiber« in die bekannte medizinische Datenbank *medline* eingibt, findet fast 400 Studien, und beim englischen Namen »ginger« sind es sogar beinahe 1000. Da gibt es etliche Methoden und Mittel der wissenschaftlichen Medizin, die weniger zu bieten haben.

DIE ZWEI SÄULEN DES LEBENS

Alles Leben gründet sich einerseits auf Stabilität, andererseits auf Flexibilität. Denn es muss einerseits nachgeben und flexibel auf die Änderungen der Umwelt reagieren können, andererseits aber auch über genug Robustheit, Konstanz und sogar eine gewisse Ignoranz verfügen, um seine Form und Struktur behaupten zu können. Das Verhältnis zwischen diesen beiden Momenten kann zwar recht unterschiedlich sein – so verlässt sich eine Amöbe eher auf ihre Flexibilität, während die Schildkröte vor allem auf ihre Stabilität setzt –, doch insgesamt muss jedes Lebewesen seine eigene, individuelle Balance zwischen beiden finden.

An den höheren Pflanzen können wir Flexibilität und Stabilität sogar rein äußerlich festmachen. Die oberirdischen Teile, vor allem aber die Blätter, Blüten, Stängel und Äste, stehen für Beweglichkeit: Sie biegen sich im Wind. Blüten und Blätter kommen und gehen mit dem Wechsel der Jahreszeiten; wenn sie die richtigen Sonnenlichtbedingungen vorfinden, kann ihr Wachstum regelrecht explodieren. Mit anderen Worten: In den oberirdischen Teilen der Pflanze geht die Natur regelrecht verschwenderisch mit ihren Kräften um. Ganz anders bei den Wurzeln. Sie wirken im lichtlosen Untergrund und sorgen dort für die Basis, sie versorgen die Pflanze mit den essenziellen Nährstoffen, wobei sie für härtere Zeiten mehr oder weniger große Reserven zurücklegen, und verhelfen ihr zu einem festen Platz im Boden. Sie stehen also für Stabilität und Konstanz, in ihnen zeigt sich die Natur nicht verschwenderisch, sondern haushälterisch und auf Mäßigung bedacht.

WARUM WURZELN ANDERS WIRKEN
ALS BLÄTTER UND BLÜTEN

Die Flexibilität der oberirdischen und die Beharrlichkeit der unterirdischen Teile schlägt sich auch chemisch nieder. In den Blättern, Blüten und Ästen findet man andere chemische Konstellationen als in den Wurzeln. Dementsprechend macht es natürlich auch einen großen Unterschied, welche Teile der Pflanze wir als Heilmittel zubereiten und anwenden.

So verbessern die oberirdischen Teile eher unsere Flexibilität, während die Wurzeln eher unsere Stabilität unterstützen, uns also helfen, Körper und Psyche gegen störende oder sogar zerstörerische Umweltreize zu behaupten. Dies sieht man beispielsweise am Ginseng, der unser Immunsystem stärkt und uns vor den unterschiedlichsten Stressreizen schützt, während die luftigen Blätter des Ginkgo den Blutfluss verbessern und das Gehirn wach und geistesgegenwärtig halten. Und man sieht es auch an den Ingwerwurzeln.

Denn deren große Stärke besteht darin, dass sie uns beruhigen, wenn es turbulent um uns herum wird. Beispielsweise, wenn das Schiff in unruhige See gerät oder das Flugzeug in einem Luftloch absackt. In solchen Fällen gerät unser Gehirn leicht in Stress, folglich wird uns schlecht und wir müssen uns möglicherweise übergeben. Doch mit Ingwer kann man diesen verhängnisvollen Mechanismus unterdrücken.

Die traditionsreiche Pflanze aus dem Osten verfügt aber auch über zahlreiche andere Effekte. Einige davon sind wissenschaftlich gut untermauert, andere haben eher Tradition als Studien zu bieten. Und nicht alle von ihnen passen ins »Wurzel-Schema«. Wie zum Beispiel, dass Ingwer den Blutfluss fördert, was ja eher zur Flexibilität als zur Stabilität gehört. Doch man darf nicht vergessen: Die Pflanzenwelt hat ihre eigenen Gesetze. Sie muss sich nicht sklavisch an all die Regeln und Formeln halten, die wir Menschen für sie erfinden.

INGWER IN DER VOLKSMEDIZIN

Seine lange Anwendung in der Volksmedizin brachte es mit sich, dass Ingwer dort für recht viele Indikationen entdeckt wurde. So wird er in China nicht nur gegen Übelkeit eingesetzt, sondern auch als Hilfe bei Durchfall und als Stärkungsmittel für das Herz. In frischem Zustand (als »shen jiang«) findet er zudem immer noch Anwendung als schweißtreibendes und hustenreizstillendes Medikament gegen Erkältungen.

In zentralafrikanischen Ländern wie Kongo, Sambia und Angola verwendet man hoch konzentrierte Wurzelabkochungen von Ingwer als Auflage gegen Rückenschmerzen. Er wirkt dann ähnlich wie die bei uns bekannten ABC-Pflaster, nur dass diese Pfeffer und nicht Zingiber als Scharfmacher zum Betäuben des schmerzenden Gewebes enthalten.

In der Volksmedizin Thailands kommen nicht nur die Wurzeln, sondern auch die oberirdischen Teile der Pflanze zum Einsatz. Der Schwerpunkt liegt hier aber ganz klar auf der Behandlung von Reiseübelkeit.

In der westlichen Volksmedizin wird Ingwertee bei Durchblutungsstörungen, Magen- und Menstruationsbeschwerden eingesetzt. Eine alkoholische Tinktur der Pflanze kommt hingegen äußerlich bei Muskelzerrungen und rheumatischen Schmerzen zum Einsatz und als Spül- und Gurgellösung für Zahnfleischentzündungen und Aphthen. Eine weitere Möglichkeit der äußeren Anwendung ist Ingwerbutter oder -schmalz. Dazu wird die Tinktur mit Butter oder Schweineschmalz vermischt. Man erhält so eine Salbe, die bei Husten und Schnupfen auf dem Brustkorb verrieben wird.

EIN BEWÄHRTES MITTEL GEGEN ÜBELKEIT

Es gibt bekanntlich viele Gründe, aus denen einem Menschen übel wird. Besonders weit verbreitet ist Übelkeit im Zusammenhang mit Vergiftungen oder aber Reisen mit dem Schiff, Flugzeug oder Auto sowie während einer Schwangerschaft oder im Anschluss an eine Operation. Die Betroffenen schwitzen und werden blass, ihnen wird schlecht und sie müssen aufstoßen, und schließlich kommt es – im schlimmsten Fall – zum Erbrechen.

Ausgelöst werden diese Beschwerden durch das vegetative Nervensystem. Nausea, so der wissenschaftliche Ausdruck für die Übelkeit, ist jedoch ein außerordentlich komplexes Geschehen. Eine wichtige Rolle spielt dabei das Hormon Serotonin. Den meisten Menschen ist es als Botenstoff im Gehirn bekannt, doch tatsächlich befinden sich 80 Prozent des Serotonins im Verdauungstrakt. Dort sitzen dementsprechend auch sehr viele Rezeptoren, die auf das Hormon reagieren. Einige von ihnen sind regelrechte Unruhestifter. Werden sie durch Serotonin gereizt, wird es turbulent in Magen und Darm, die dortigen Muskeln ziehen sich immer wieder, oft krampfartig, zusammen. Sie senden dabei Signale in Richtung Gehirn, die dort als Stress interpretiert werden, sodass wir unruhig und fahrig werden. Und dann geht es wieder von vorn los. Das gestresste Hirn sendet seinerseits Signale, die schließlich wieder die Serotoninrezeptoren im Verdauungstrakt reizen. Ein Teufelskreis aus hormonellen und nervlichen Stimulationen, dessen Erregungsniveau sich immer wieder hochschaukelt. Deswegen ist es so schwer, eine sich anbahnende Übelkeit aus eigener Kraft aufzuhalten. Oft genug mündet sie im finalen Kraftakt des Erbrechens.

Mit dem Ingwer können wir jedoch aus diesem Teufelkreis ausbrechen. Denn er blockiert die Serotoninrezeptoren im Magen-Darm-Trakt, sodass sie nicht mehr gereizt werden und die Reaktionskaskade nicht weiter bis zum Erbrechen anfeuern können. Früher dachte man, dass für diese Wirkung vor allem die nichtflüchtigen Scharfstoffe der Pflanze verantwortlich seien. Neuere Studien zeigen jedoch, dass auch die ätherischen Ingweröle eine Rolle dabei spielen. Das bedeutet, dass man auf den Ölgehalt der jeweiligen Ingwerzubereitungen achten muss. Wer etwa einen Ingwertee zubereitet, ohne die Tasse abzudecken, darf nicht mit sonderlichen Effekten auf seine Übelkeit rechnen.

VIELFACH BELEGT

Die antiemetischen, also die Übelkeit hemmenden Effekte von Ingwer sind mittlerweile wissenschaftlich gut dokumentiert:

- In einem Experiment, das im medizinischen Fachblatt *The Lancet* veröffentlicht wurde, setzte man 36 Testpersonen auf einen

Drehstuhl, um bei ihnen Reiseübelkeit auszulösen. Man verabreichte ihnen entweder 940 Milligramm Ingwerpulver oder 100 Milligramm Dimenhydrinat, ein Histamin, dass schon länger bei Reisekrankheit verordnet wird, aber ziemlich viele Nebenwirkungen hat. Im Ergebnis zeigte sich Ingwer dem klassischen Medikament deutlich überlegen: Wer das Gewürzpulver eingenommen hatte, bekam deutlich weniger Probleme auf dem Drehstuhl als die Probanden der Dimenhydrinat-Gruppe.

- Dänische Wissenschaftler testeten Ingwer an 80 See-unerfahrenen Marinekadetten. Sie verabreichten den jungen Offiziersanwärtern entweder ein Gramm Ingwerpulver oder die gleiche Menge eines Plazebos. Das Risiko für Übelkeit und Erbrechen reduzierte sich in der Zingiber-Gruppe um 72 Prozent.

- Am St Bartholomew's Hospital in London testete man die Wirkung von Ingwer auf Übelkeit im Anschluss an eine Operation. Bei 60 frisch operierten Frauen schnitt er in dieser Hinsicht ähnlich gut ab wie das bekannte Antiemitikum Metoclopramid.

- Über die Hälfte aller Frauen leiden während der Schwangerschaft unter Erbrechen und Übelkeit, meistens zwischen der 6. und 18. Woche. Ihnen könnte, wie Wissenschaftler der australischen Universität Adelaide ermittelten, eine tägliche Ration von etwa einem Gramm Ingwer helfen. Er sei, so die Wissenschaftler, »ähnlich effektiv wie hoch dosiertes Vitamin B_6«, das als bewährtes Mittel gegen Schwangerschaftsübelkeit gilt.

- Chemotherapie gehört zu den wirksamen, aber auch nebenwirkungsreichen Behandlungen bei Krebs. Zu ihren häufigen Begleiterscheinungen zählen Übelkeit und Erbrechen. Amerikanischen Forschern gelang es nun vor kurzem (2008), diese Symptome zu lindern, indem sie ihren Krebspatienten neben der Chemotherapie zwei Mal täglich einen Eiweiß-Drink mit Ingwer gaben.

WIRKSAMER ENTZÜNDUNGSHEMMER

Ingwer wirkt, wie mehrere Studien ergaben, bei rheumatischen Beschwerden ähnlich gut wie das bekannte Schmerzmittel Diclofenac – nur dass er eben nicht dessen Nebenwirkungen hat. Schon in den 1970ern ermittelten Wissenschaftler, dass Ingwer die Bildung von Prostaglandin E2 (PGE 2) hemmt. Dieser Stoff nimmt im Entzündungsgeschehen eine Schlüsselrolle ein: Er initiiert die für Entzündungen typischen Schwellungen und Rötungen und verstärkt den Schmerz, indem er die zuständigen Rezeptoren sensibilisiert. Durch Ingwer wird der Kreis dieses körpereigenen »Entzündungsverstärkers« deutlich eingeschränkt. Dabei beschreitet die Pflanze einerseits physiologisch ähnliche Wege wie die handelsüblichen Schmerzmittel, andererseits wählt sie aber auch andere Pfade, sodass bei ihr weit weniger Nebenwirkungen zu befürchten sind. Die für ASS (Acetylsalicylsäure), Ibuprofen und Diclofenac typischen Risiken für Magengeschwüre bestehen bei Ingwer praktisch nicht. Im *Heilpflanzenlexikon* von Dietrich Frohne, dem Standardwerk für Ärzte und Apotheker, steht für Ingwer unter dem Kapitel »Unerwünschte Wirkungen« nur lapidar: »Bei bestimmungsgemäßem Gebrauch keine.«

In einer Studie der dänischen Odense-Universität testete man Ingwer an 56 Arthritis-Patienten. Drei Viertel von ihnen berichteten von deutlichen Besserungen durch das asiatische Heilgewürz. Kein einziger von ihnen meldete negative Nebenwirkungen.

WIRKSAMER KREBSHEMMER

In Laborexperimenten zeigte Ingwer, dass in ihm auch tumorhemmende Potenziale stecken. So wirkt er einerseits als Antioxidans, das die Zellen vor den Attacken aggressiver Sauerstoffverbindungen schützt, andererseits hemmt er die Bildung von Tochtergeschwulsten. Hauptverantwortlich dafür ist vor allem der Ingwerscharfstoff Shogaol.

Insgesamt kann man Krebspatienten nur empfehlen, große Mengen an Ingwer zu sich zu nehmen. Nicht nur, weil er selbst über krebshemmende Eigenschaften verfügt. Aus mehreren Studien ist bekannt, dass er auch gegen Übelkeit und Erbrechen hilft, wie sie oft in Begleitung einer Chemotherapie auftreten.

WURZEL ZU DEN WURZELN DER ANGST

Von seinen Wirkungen gegen Übelkeit weiß man, dass Ingwer den Wirkungskreis von Serotonin einschränken kann. Dieses Hormon spielt jedoch nicht nur eine wichtige Rolle im Verdauungstrakt, sondern auch im Gehirn. Dort arbeitet es als Botenstoff, der an der Reizübermittlung zwischen den Nervenzellen beteiligt ist. Wird jedoch zu viel davon ausgeschüttet, geraten die Hirnaktivitäten aus ihrem normalen Takt: Wissenschaftler konnten in den Hirnen von Angstpatienten immer wieder stark erhöhte Serotoninkonzentrationen messen.

Genau hier besteht nun der Ansatzpunkt für Ingwer, weil er ja als Gegenspieler von Serotonin arbeitet. Damit er jedoch auf diese Weise aktiv werden kann, müssen seine Wirkstoffe bis ins Gehirn vordringen können. Dazu braucht er Hilfe – und da bietet sich *Ginkgo biloba* an, von dem man ja schon länger weiß, dass er die Hirndurchblutung fördert.

Mittlerweile existieren zahlreiche wissenschaftliche Hinweise darauf, dass eine Kombination der beiden Heilpflanzen bei Ängsten hilfreich sein kann. Ihr Wirkprinzip: Ingwer drückt die Serotoninkonzentrationen nach unten, und durch Ginkgo kommt er auch wirklich dorthin, wo er gebraucht wird, nämlich ins Gehirn. Gleichzeitig wird noch, wie in einer Studie der Heinrich-Heine-Universität Düsseldorf herausgefunden wurde, die Lernfähigkeit verbessert. Was ja gerade für ängstliche Menschen ein sehr wünschenswerter Nebeneffekt ist: Denn wer Angst hat, hat in der Regel auch große Probleme mit dem Lernen.

In der Volksmedizin wird Ingwer traditionell zur Behandlung von Durchblutungsstörungen eingesetzt. Eine Indikation, die auch aus wissenschaftlicher Sicht sinnvoll ist.

Ingwer senkt den Cholesterinspiegel im Blut, indem er die Umwandlung der berüchtigten Fettverbindung in Gallensäuren anregt. So sinkt das Risiko für Verdickungen in den Blutgefäßwänden, die sogenannte Arteriosklerose.

Japanische Wissenschaftler fanden heraus, dass Ingwer die Auswurfkraft des Herzmuskels verbessert. Er wirkt also, wie man in der Medizin sagt, inotrop. Und zwar umso mehr, je höher er dosiert wird. Darüber hinaus erweitert er den Querschnitt der Blutgefäße, und zwar vor allem in Richtung Haut. Das bedeutet, dass Ingwertee im Winter ein richtiger Warmmacher sein kann. Doch medizinisch noch wertvoller ist natürlich, dass durch die Erweiterung des Gefäßquerschnitts die Spannung in den Blutgefäßen sinkt, und das senkt wiederum den Blutdruck. Nimmt man nun noch den cholesterinsenkenden Effekt hinzu, kann man Ingwer durchaus als Pflanze mit hohem Schutzfaktor für Herz und Kreislauf bezeichnen.

Hinzu kommt, dass er ein »Blutverdünner« ist. Das heißt, er beschränkt die Bildung von Thromboxan, sodass die Blutplättchen weniger Neigung verspüren, die Blutgerinnung schon bei geringen Anlässen einzuleiten. Dadurch sinkt das Risiko, dass sich in den Blutgefäßen gefährliche Gerinnsel ausbilden können. Ingwer wirkt in dieser Hinsicht sogar stärker als Aspirin, das ja schon seit einigen Jahren als »Blutverdünner« für Patienten mit hohem Herzinfarktrisiko verordnet wird. Problematisch ist allerdings, dass man die Heilwurzel dazu ziemlich hoch, nämlich mit deutlich mehr als zwei Gramm täglich, dosieren muss. Das liegt über den Mengen, die normalerweise in der Heilpflanzenkunde für Ingwer empfohlen werden, aber nicht unbedingt über den Mengen, die mitunter in der asiatischen Küche zum Einsatz kommen.

Insofern Ingwer nicht nur den Blutfluss verbessert, sondern auch Entzündungen hemmt, hat er auch gute Chancen in der Vorbeugung und Therapieunterstützung von Venenerkrankungen. Denn die werden ja nicht nur durch einen Blutstau in den Gefäßen, sondern auch durch entzündliche Vorgänge in den Gefäßwänden ausgelöst.

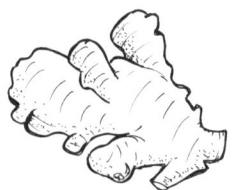

DIE ZUBEREITUNGSFORMEN

PRÄPARATE ODER WURZELN?

Diese Frage lässt sich nicht eindeutig beantworten. Fertigpräparate bieten in der Regel den Vorteil, dass in ihnen die Extrahierungsformen so gewählt werden, dass die Wirkstoffe einer Heilpflanze optimal zum Einsatz kommen. Das ist beispielsweise bei selbst zubereitetem Ingwertee nicht unbedingt der Fall, da seine Wirkung auch auf ätherischen Ölen beruht. Diese gehen beim Überbrühen mit heißem Wasser – vor allem, wenn der Aufguss beim Ziehen nicht abgedeckt wird – in großem Umfang verloren.

Ein weiterer Vorteil der Fertigpräparate liegt darin, dass sie unkomplizierter in der Einnahme und präziser dosierbar sind. Demgegenüber müssen die mehr oder weniger unbearbeiteten Wurzeln erst einmal zubereitet werden – das bedeutet wohl mehr Aufwand, doch auf der anderen Seite muss sich der Anwender aktiv an der Zubereitung seines Arzneimittels beteiligen, sei es, dass er sich täglich seine Tees aufbrüht oder sich seine eigene Tinktur aufsetzt. Und diese Tätigkeiten verinnerlichen das Verhältnis zum Arzneimittel, was wiederum positive Folgen auf die Therapie haben kann. Es ist für eine Therapie durchaus positiv, wenn der Patient gleichzeitig sein eigener Arzneimittelhersteller ist, weil er dadurch das Gefühl hat, selbst etwas zu seiner Genesung beizutragen und seine Krankheit unter Kontrolle zu haben.

Fazit: Die Entscheidung, ob offene Ingwer-Wurzeln oder industrielle Fertigpräparate zum Einsatz kommen, sollte auch vom Charakter des jeweiligen Patienten abhängig gemacht werden, inwieweit er also bereit ist, sich aktiv an seiner Therapie zu beteiligen.

Manchmal wird einem die Entscheidung auch einfach durch den Geschmack abgenommen. So sind Aufgüsse und Abkochungen aus Ingwer nicht jedermanns Geschmack. Denn sie sind scharf und haben ein ganz eigenes Aroma – gerade für »gewürzungeübte« Mitteleuropäer kann das ein Problem sein.

INGWERÖL

Heilpflanzenöle kommen in der Regel äußerlich zum Einsatz. Ihre Anwendung ist in letzter Zeit leider etwas zurückgegangen, dabei besitzen gerade Öle aus entzündungshemmenden Wurzeln, zu denen auch der Ingwer gehört, eine große Wirksamkeit.

Die Zubereitung: 100 g in dünne Scheiben geschnittene Ingwerwurzeln mit 500 ml Olivenöl vermischen und in eine Flasche füllen. Das Ganze 2 Wochen lang gut verschlossen auf der Fensterbank stehen lassen, möglichst täglich schütteln. Danach durch ein Leinentuch oder einen Kaffeefilter abseihen; der Kräutersatz sollte gut ausgepresst werden. Verteilen Sie schließlich das Öl auf kleine lichtundurchlässige Fläschchen. Einreibungen aus Ingweröl helfen bei Muskel- und Gelenkschmerzen.

INGWERPULVER

Im Unterschied zu geschnittenen oder sogar kompletten Wurzeln besitzt Pulver relativ viel Oberfläche. Dadurch wirkt es einerseits schneller, andererseits trocknet es auch früher aus. Ingwerpulver muss daher nach der Herstellung direkt verarbeitet oder verzehrt werden. Für die Pulverproduktion wird der Ingwer zunächst in Scheiben geschnitten und dann im Mörser zerstoßen. Eine andere Möglichkeit besteht darin, das Rhizom auf einer Küchenreibe zu zerkleinern.

Man kann Ingwerpulver als Gewürz über die Speisen streuen, aber auch zur Anwendung von Tee verwenden. Wer schnelle Wirkung bei Reiseübelkeit braucht, sollte von ihm zwei Gramm (entspricht einem gestrichenen Teelöffel) zusammen mit etwas Flüssigkeit einnehmen.

Das selbst hergestellte Pulver ist in der Regel nicht so fein wie das aus dem Handel. Doch das macht nichts, für die Anwendung in Küche und Therapie ist es immer noch fein genug. Industriell vorgefertigtes Ingwer-Pulver, wie es vor allem in Supermärkten angeboten wird, kann medizinisch und auch kulinarisch sogar als zweite Wahl eingestuft werden. Denn Pulver besteht aus sehr vielen kleinen Kügelchen, die zusammen eine sehr große Oberfläche haben, über die während des Lagerns gerade die flüchtigen ätherischen Öle verloren gehen. Am besten kauft man die noch weitgehend kompletten Wurzeln und bereitet sich sein Pulver selbst zu.

INGWER-TINKTUR

Eine Heilpflanzentinktur ist besonders reich an Wirkstoffen, da Alkohol zu den besten Lösungsmitteln überhaupt zählt. Sie wird in der Regel mit 40- bis 70%igem Alkohol hergestellt. Dadurch intensiviert sich bei innerlicher Anwendung die Wirksamkeit der Pflanze, vor allem bei Erkrankungen des Verdauungsapparates. Verdünnt mit 2 oder 3 Teilen Wasser eignen sich Ingwer-Tinkturen zum Gurgeln und Spülen, beispielsweise bei Aphthen und Zahnfleischentzündungen.

Die Zubereitung: 20 g des Wurzelmaterials in dünne Scheiben schneiden. 10 Tage lang in 100 ml Alkohollösung ziehen lassen. Danach abseihen und in dunkle Fläschchen füllen, die mit einem Tröpfchenaufsatz ausgestattet sein sollten.

INGWERTEE

Die klassische Zubereitung der Heilpflanzenkunde. Beim Ingwer ist sie jedoch eher selten, weil dabei schnell die ätherischen Öle verdampfen können. Um den Verdampfungsgrad möglichst gering zu halten, muss der Tee beim Ziehen mit einer Untertasse abgedeckt und nach dem Zubereiten möglichst schnell getrunken werden.

Die Zubereitung: Etwa 1 g Ingwerpulver mit einer Tasse (200 bis 250 ml) kochendem Wasser übergießen, 5 Minuten ziehen lassen, danach abseihen. Maximale Tagesdosis: 4 Tassen.

INGWER-DEKOKT

Die Abkochung ist die traditionelle Heilpflanzenzubereitung der Traditionellen Chinesischen Medizin. Sie vermag gerade bei harten Pflanzenbestandteilen wie dem Ingwer-Rhizom die Scharfstoffe besser herauszulösen als der traditionelle Teeaufguss. Allerdings besteht auch hier das Risiko, dass viele ätherische Öle verloren gehen.

Das Rezept: 3 gestrichene TL geschnittene Ingwerwurzeln mit einer großen Tasse (200 bis 250 ml) kaltem Wasser übergießen und im geschlossenen Topf aufkochen. Danach lässt man ihn 15 Minuten auf kleiner Flamme köcheln. Schließlich abseihen.

INHALATIONEN

Inhalation ist gerade beim traditionellen Anti-Schnupfen-Kraut Ingwer eine wirksame Form der Anwendung! Übergießen Sie in einem Topf oder in einer Wanne eine Handvoll der geschnittenen Wurzeln mit 1 l kochendem Wasser. Der Behälter sollte mit hitzestabiler Unterlage (Gitterrost, Topfuntersetzer) auf dem Küchentisch stehen. Etwa 2 Minuten zugedeckt ziehen lassen. Dann neigen Sie den Kopf über den Dampf. Kopf, Schultern und Topf bzw. Wanne werden mit einem Handtuch abgedeckt. Atmen Sie wechselweise durch Mund und Nase ein und aus. Atmen Sie langsam! Bei Inhalationen geht es nicht um Hyperventilation, sondern um Ihre Entspannung!

Wichtig: Gehen Sie nach der Anwendung nicht direkt nach draußen an die frische Luft. Das würde Ihre durchbluteten und weitgestellten Bronchien schockartig verengen und kann dort Entzündungen provozieren.

Hier geht es um die äußere Anwendung der Heilpflanzen. Ziel ist beim Ingwer meistens die Behandlung von Schmerzen und stumpfen Verletzungen wie Muskelzerrungen, Prellungen oder Quetschungen.

Etwa 10 g Ingwer zu Pulver zerreiben und in einen Suppenteller mit etwas Jojoba-Öl (besser!) oder warmem Wasser (Notlösung, wenn kein Öl da ist!) zu einer teigigen Paste verrühren. Dann in ein Leinentuch einwickeln und zu einer flachen Auflage zusammendrücken, die dann auf die schmerzende Stelle gelegt wird. Schließlich wickelt man, sofern ein Arm oder ein Bein behandelt wird, noch einen Verband oder ein Handtuch herum, um die Ingwerauflage etwas anzudrücken. Sonst (beispielsweise bei einer Rückenauflage) legt man ein Handtuch auf die Ingwerpackung, um sie etwas zu beschweren. Dauer der Anwendung: 10 bis 20 Minuten. Am besten abends, 1 bis 2 Stunden vor der Nachruhe.

Für Stirnhöhlenentzündungen oder Spannungskopfschmerzen gibt es noch eine »Spezial-Variante«: Man nimmt ein Stirnband, wie man es in jedem Sportartikelgeschäft bekommt, wickelt es um den Kopf und dann stopft man ein paar frisch geschnittene Ingwerscheiben darunter. Dauer der Anwendung: 10 bis 20 Minuten.

INGWER-SALBE FÜR MUSKEL- UND GELENKSCHMERZEN

10 g pulverisierte Ingwerwurzel in 200 g Schweinefett erhitzen und gut durchmischen. 1 Tag zugedeckt ziehen lassen. Die erkaltete Masse am nächsten Tag wieder erwärmen und abseihen, schließlich in Salbentöpfchen füllen. Salben auf der Basis von Schweineschmalz wirken besonders gut, weil Schweinefett gut und tief in die Haut einzieht.

KANDIERTE INGWERSTÜCKE

Man erhält sie in chinesischen Lebensmittelgeschäften und Naturkostläden sowie im Internet-Versand. Sie eignen sich wunderbar als Erste Hilfe gegen Wetterfühligkeit, Fönbeschwerden und Reiseübelkeit. Und sie sind eine echte Leckerei, die wegen des antibiotischen Ingwers nicht so kariesfördernd ist, wie man es aufgrund ihres Zuckergehaltes vermuten könnte.

Beim Kandieren werden die Wurzelstücke mit lauwarmer Zuckerlösung übergossen. Dabei wird die Flüssigkeit in den Wurzelzellen durch Zuckerlösung ausgetauscht. Das macht sich nicht nur geschmacklich bemerkbar – kandierte Früchte haben oft eine Haltbarkeit von mehreren Monaten.

KANDIERTEN INGWER SELBST HERSTELLEN

Zutaten:
150 g frische Ingwerwurzel
150 g Zucker
4 EL feiner Kristallzucker

Die Ingwerwurzel schälen und in dünne Scheiben schneiden.

Die Ingwerscheiben in einen Topf geben, mit kaltem Wasser bedecken und zum Kochen bringen. 10 Minuten zugedeckt köcheln lassen, danach das Wasser abgießen und die Ingwerscheiben auf einem Küchentuch ausbreiten.

Den Zucker mit 4 EL Wasser in einem Topf mischen. Bei mittlerer Hitze rühren, bis der Zucker aufgelöst ist. Den Sirup bei schwacher Hitze ohne Rühren etwa 15 Minuten kochen, bis man mit ihm feste Fäden ziehen kann. Den Ingwer hinzugeben und bei schwacher Hitze etwa 10 Minuten weiterkochen, bis der Ingwer den Sirup absorbiert hat. Den Topf gelegentlich rütteln, damit der Ingwer nicht anbrennt.

Die Ingwerscheiben anschließend mindestens 1 Stunde auf dem Kuchengitter trocknen lassen. Die Ingwerscheiben in dem feinen

Kristallzucker wälzen und beiseitestellen, bis der Zucker kristallisiert. Den kandierten Ingwer in einem luftdicht schließenden Glas aufbewahren.

INGWERSIRUP

Eine Leckerei, die aber auch vorbeugend gegen Reisekrankheit helfen kann. Nehmen Sie 100 g dünn geschnittenen Ingwer. In 500 ml Wasser aufkochen und 10 Minuten zugedeckt köcheln lassen. Danach 300 g Zucker unter ständigem Rühren hinzufügen, noch einmal 10 Minuten köcheln und eindicken lassen. Schließlich etwas abkühlen lassen und durch ein Sieb gießen. Je nach Geschmack etwas Zitronensaft zufügen. Im Kühlschrank hält sich der Ingwer-Sirup 2 bis 3 Monate.

PRÄPARATE

Ingwer-Präparate gibt es in unterschiedlichen Formen. Gegen Reiseübelkeit helfen *Zintona Kapseln*, die aus pulverisiertem Ingwerwurzelstock bestehen. Bei Wetterfühligkeit und Föhnkopfschmerzen hat sich eine Kombination aus Ingwer und Weißdorn (Crataegus) bewährt, das entsprechende Präparat sind *die Fövysatum Bürger Tropfen*. Gegen Magenbeschwerden helfen *Gastricard N Tropfen* und zur Behandlung von Ängsten gibt es den Ingwer-Ginkgo-Mix *Zingicomb*. Für die Vorbeuge gegen Arteriosklerose, Durchblutungsstörungen, Herzschwäche und Herzinfarkt nehmen Sie das Präparat *IngwerCor*, und bei Venenerkrankungen wäre *IngwerVen* eine Option. Bei den Dosierungen richtet man sich am besten nach der Packungsbeilage.

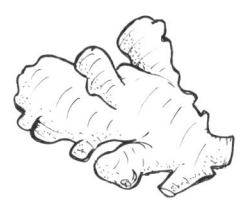

INGWER MIT ANDEREN HEILPFLANZEN
KOMBINIEREN

MEHR WIRKUNG DURCH INGWER

Prinzipiell ist Ingwer ein Wirkstoff-Booster, der vielen anderen Heilpflanzen zu einer besseren Wirksamkeit verhilft. Die Ayurveda-Lehre nutzt diesen Effekt schon länger, er ist aber mittlerweile auch durch wissenschaftliche Studien abgesichert. Demnach kommt er auf zweierlei Weise zustande:

- indem er die Darmschleimhäute durchgängiger für die pflanzlichen Wirkstoffe macht und durch seine Speichel anregende Wirkung bereits für ihre Vorverdauung sorgt
- und indem er verhindert, dass die Wirkstoffe im Stoffwechsel chemisch verkleinert werden und dadurch ihre Effektivität einbüßen, bevor sie für unseren Organismus positiv in Aktion treten konnten.

MEHR WIRKUNG FÜR INGWER

Ingwer sorgt also dafür, dass die pflanzlichen Wirkstoffe einerseits vom Körper aufgenommen und andererseits nicht direkt wieder vom Stoffwechsel zerlegt werden. Es gibt aber auch Synergismen in die andere Richtung. So bahnt nämlich Ginkgo den angstlösenden Inhaltsstoffen des Ingwers den Weg zu ihren Arbeitsstätten im Gehirn. Ein Wechselspiel, das bereits in der Herstellung von Arzneimitteln genutzt wird (*Zingicomb*). Es hilft nicht nur in der Behandlung von Ängsten, sondern auch dabei, unter dem Stress anstehender Prüfungen eine bessere Lernleistung zu entwickeln. Prinzipiell könnte man die beiden Heilpflanzen auch als Tee miteinander kombinieren, doch gerade bei Ginkgo ist das nur wenig sinnvoll. Denn seine Hauptwirkstoffe sind die Terpenoide – und die sind nur schwer wasserlöslich. Beim Apotheken-Präparat ist dieses Problem umgangen, weil mit anderen Lösungsmitteln als mit Wasser gearbeitet wird.

INGWER ALS ALLROUNDER

Ingwer wird nicht nur in der Volksmedizin, sondern auch in der Traditionellen Chinesischen Medizin sehr vielen unterschiedlichen Mischungen zugesetzt. Erstens, weil er die Verwertbarkeit der Mischung steigert. Zweitens, weil er ein breites Einsatzspektrum hat. Und drittens: Weil er als intensives Gewürz unangenehme Geschmacksnoten wirkungsvoll unterdrücken kann.

MIT INGWERWURZEL UND KORIANDER GEGEN DEN KATER

Beide Gewürze sind alte Hausmittel gegen den Kater. Ingwer besitzt ähnlich schmerzstillende Wirkungen wie Azetylsalicylsäure (ASS), er ist allerdings schonender für die Magenwände. Koriandersamen erhöhen die Aktivität von Entgiftungsenzymen, die dringend für den Alkoholabbau benötigt werden.

Überbrühen Sie 1 TL zerriebenen Ingwer und 1 TL gemahlene Koriandersamen mit einer großen Tasse (mindestens 250 ml) kochendem Wasser. Zugedeckt 5 Minuten ziehen lassen, dann abseihen. Trinken Sie 2 Tassen davon in kleinen Schlucken. Danach sollte das Katerproblem erledigt sein.

EIN TCM-MITTEL GEGEN KOPFSCHMERZEN
MIT UNGEKLÄRTER URSACHE

Viele chinesische Tees gegen Kopfweh enthalten Ingwer. Das folgende Rezept ist vor allem in Südchina verbreitet, es wurde aber auch schon erfolgreich von Wissenschaftlern in der Klinik getestet.

Zutaten:
4 g Zimtrinde (*Cinnamomum cassia*)
3 g Süßholzwurzel (*Glycyrrhiza glabra*)
3 g Speichelkrautwurzel (*Atractylis ovata*)
2 g Ginsengwurzeln (*Panax ginseng*)
1 g Ingwerwurzel (*Zingiber officinale*)

Die Mischung mit 500 ml Wasser zusammen aufkochen, 10 bis 15 Minuten köcheln lassen, den Topf dabei zugedeckt lassen. Schließlich abseihen. Trinken Sie davon 2 Tassen pro Tag.

EIN TCM-MITTEL GEGEN STRESSBEDINGTE
SPANNUNGSKOPFSCHMERZEN

Kopfschmerzen vom Spannungstyp sind gerade in unserer stressgeplagten Zeit sehr häufig geworden. Dagegen kann die folgende Rezeptur helfen:

Zutaten:
5 g Ingwer
5 g Chinesische Jujube
5 g Ginseng

Ingwer, Jujube und Ginseng klein schneiden und miteinander mischen. Die Mischung mit 500 ml Wasser aufkochen, 10 bis 15 Minuten köcheln lassen, den Topf dabei zugedeckt lassen. Schließlich abseihen. Trinken Sie davon 2 Tassen pro Tag.

Jujube (chin. *da dzao*) erhalten Sie in Apotheken, die sich auf TCM spezialisiert haben, sowie im Internetversand bei Fachgeschäften für Traditionelle Chinesische Medizin. Die übrigen Zutaten kann Ihnen jede Apotheke besorgen.

EIN TCM-MITTEL GEGEN SCHNUPFEN

Die folgende Rezeptur stammt aus dem »Shang Han Luan«, einem klassischen Text der Traditionellen Chinesischen Medizin. Geschrieben wurde er im 3. Jahrhundert vor Christus – das macht noch einmal die lange Tradition des Ingwers deutlich. Das Rezept wird übrigens noch heute von TCM-Ärzten verwendet – es kann kaum einen besseren Beweis für seine Wirksamkeit geben. Es hilft vor allem bei grippalen Infekten, wenn die Patienten eine starke oder durchschnittliche Konstitution haben. Für immunschwache Patienten ist es allerdings ungeeignet.

Zutaten:
4 g Ingwerwurzel
4 g Kutzuwurzel
3 g Chinesische Jujube
2 g Zimtrinde
2 g Süßholzwurzel

Alle Zutaten klein schneiden und miteinander mischen. Die Mischung mit 500 ml Wasser aufkochen und 10 Minuten zugedeckt köcheln lassen. Trinken Sie davon 2 Tassen pro Tag.

Kutzuwurzel (chin. *geh jen*) und Jujube (chin. *da dzao*) erhalten Sie in Apotheken, die sich auf TCM spezialisiert haben, sowie im Internetversand bei Fachgeschäften für Traditionelle Chinesische Medizin. Die übrigen Zutaten kann Ihnen jede Apotheke leicht besorgen.

KNOBLAUCH-INGWER-HONIG GEGEN AKUTE ATEMWEGSINFEKTE

Eine Mischung, die den meisten Atemwegskeimen den Garaus machen sollte. Sie stammt von dem legendären englischen Kräuterexperten Andrew Chevallier. Vor allem bei Erkältungen geeignet, die sehr schnell und mit Fieber gekommen sind.

Zutaten:
1 Knoblauchzehe
1 knoblauchgroßes Stück Ingwerwurzel
1 TL Honig
Saft von $^1/_2$ Zitrone

Knoblauchzehe schälen und zerrücken, Ingwer fein reiben und alle Zutaten miteinander mischen. Die Mischung entweder so im Likörglas herunterschlucken oder aber in 1 Tasse Schwarztee mischen und trinken. Zunächst alle 2 Stunden eine Portion, später eine Einheit jeweils vor den Mahlzeiten.

EIN TCM-MITTEL GEGEN MAGENABSENKUNG

Die folgende Mischung wird in der TCM heute noch bei Magenabsenkung bzw. Gastroptose verwendet. Bei dieser Erkrankung handelt es sich um eine Absenkung des Magens in den Unterbauch infolge schwachen Bindegewebes. Man könnte sie vor allem bei dicken Menschen vermuten, doch tatsächlich kommt sie bei extrem schlanken Menschen deutlich häufiger vor. Mögliche Symptome sind Aufstoßen, Blähungen und Übelkeit, schwerwiegendere Folgen gibt es jedoch in der Regel nicht.

Zutaten:
4 g Ginseng
4 g Süßholzwurzel
4 g Ingwerwurzel

Ginseng, Süßholzwurzel und Ingwer zerkleinern und miteinander mischen. Die Mischung mit 500 ml Wasser aufkochen, 10 Minuten zugedeckt köcheln lassen und danach abseihen. 2 Tassen pro Tag trinken.

Falls Sie immer wieder an Blähungen leiden, empfiehlt sich die Zubereitung eines speziellen Verdauungsessigs. Dazu brauchen Sie 15 g Kümmelsamen, 15 g Fenchelsamen und 30 g frischen, fein gehackten Ingwer sowie 500 ml Weinessig. Vermischen Sie diese Zutaten in einer Flasche, dann lassen Sie das Ganze 2 Wochen lang gut verschlossen bei Raumtemperatur ziehen. Danach die Kräuter durch einen Filter abseihen. Trinken Sie von diesem Essig regelmäßig ein Likörglas zu den Mahlzeiten.

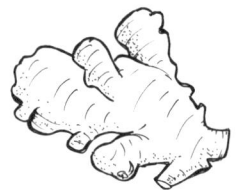

ANGSTZUSTÄNDE

Symptome
- Beschleunigter Puls bis hin zum Herzjagen
- erhöhte Atemfrequenz
- feuchte Hände, kalte Füße, mitunter auch Schweißausbrüche
- Mundtrockenheit
- Kloß im Hals
- Verdauungsstörungen
- erhöhte Muskelspannung, mitunter auch Muskelzittern
- Gesichtsblässe
- in schweren Fällen Erbrechen und weit geöffnete Pupillen
- »Wahrnehmungstunnel«, die Sinneswahrnehmung ist stark eingeschränkt
- Konzentrations- und Lernstörungen
- Fahrigkeit und hektische Bewegungen

Ängste – ein häufiges Problem

Es ist schwer zu sagen, ob Ängste heutzutage häufiger auftreten als früher. Tatsache ist jedoch, dass Hausärzte es mittlerweile täglich mit mindestens einem Angstpatienten zu tun haben. Meistens versucht der Patient jedoch, seine Angst mit körperlichen Symptomen (»Ich habe Herzrhythmusstörungen«, »Mein Atem geht so schnell, ich habe wohl eine Allergie«, »Meine Füße sind ständig klatschnass«) zu maskieren.

Mit Ingwer heilen

Allein die Symptomliste zeigt, dass Ingwer eine probate Heilpflanze für Angstzustände sein könnte. Denn Übelkeit und – was bei Ängsten durchaus vorkommen kann – Erbrechen gehören zu seinen zentralen Anwendungsgebieten. Als Antagonist (Gegenspieler) des Hormons Serotonin kann er außerdem unruhige Magen- und Darmwände beruhigen und besitzt zudem konkrete Ansatzpunkte für die Angsttherapie im Gehirn. Voraussetzung ist allerdings, dass er dorthin kommt – und das gelingt ihm am besten in Kombination mit Ginkgo, der ja bekanntermaßen die Hirndurchblutung verbessert.

Prinzipiell könnte man Ginkgoblätter und Ingwerwurzeln zu einem Tee mischen, doch die Wirkstoffe des Ginkgo sind nur schwer wasserlöslich, sodass diese Anwendung dem wahren Potenzial der Pflanzenkombination nicht gerecht würde. Es empfehlen sich entsprechende Extrakte (*Zingicomb*). Die Anwendung richtet sich nach dem Beipackzettel.

Bleibt festzuhalten, dass Ginkgo und Ingwer lediglich eine symptomatische Behandlung von Ängsten leisten können. Sie dringen zu ihren physiologischen Wurzeln vor, nicht aber zu ihren psychologischen Hintergründen. Ihre größte Chance haben sie bei Prüfungsängsten. Diese Ängste können bekanntlich dazu führen, dass man schon beim Lernen mehre Wochen zuvor Probleme hat und vieles, was man eigentlich gewissenhaft »durchgepaukt« hat, wieder vergisst. Hier könnte die Ginkgo-Ingwer-Kombination, sofern man sie schon mit Beginn der Prüfungsvorbereitungen zum Einsatz bringt, eine wertvolle »Gedächtnisstütze« sein.

APHTHEN

Symptome

- Weiße Flecken in der Mundschleimhaut. Bei vielen Flecken spricht man von »Mundfäule«.
- Die Flecken sind von einem roten, entzündeten Rand umgeben,

können beim Essen starke Schmerzen verursachen und befinden sich vor allem an Wange, Zunge und Gaumen.

- Die Schmerzen der Aphthen können von Patient zu Patient sehr unterschiedlich sein. Einige empfinden sie so stark, dass sie dadurch deutlich beeinträchtigt sind. Teilweise sind sogar das Sprechen, sowie das Schlucken von Wasser oder Speichel schmerzhaft. In wenigen Fällen treten allerdings auch nahezu schmerzlose Aphthen auf.

Viele mögliche Ursachen

Wer einmal Aphthen hatte, wird sie in der Regel immer wieder bekommen. Man nennt dies *rezidivierende Aphthose*. Die Ursachen dafür sind bis heute nicht abschließend geklärt. Wissenschaftler vermuten, dass die Krankheit durch mehrere Faktoren ausgelöst wird und eine genetische Veranlagung dafür sorgt, dass ein Mensch immer wieder von Neuem heimgesucht wird.

Als Risikofaktoren für die Erkrankung gelten Verletzungen der Mundschleimhaut (wenn man sich beispielsweise versehentlich in die Wange gebissen hat), Allergien auf bestimmte Nahrungsmittel sowie Defizite an Eisen, Vitamin B_{12} und Folsäure. Auch Veränderungen des Hormonhaushaltes (beispielsweise in der Pubertät oder durch die Anti-Baby-Pille) können eine Rolle spielen; mit Schwangerschaft, Menstruationszyklus und Wechseljahre gibt es jedoch keine Zusammenhänge. Interessant: Raucher leiden seltener an Aphthen. Vermutlich, weil der Zigarettenqualm zu einer Verhornung (Hyperkeratose) der Mundschleimhaut führt. Was natürlich niemanden dazu verleiten sollte, wegen seiner rezidivierenden Aphthen plötzlich zum Raucher zu werden – denn das hieße den Teufel mit einem gigantischen Belzebub auszutreiben.

Mit Ingwer heilen

Besonders sinnvoll ist hier eine Kombination mit Beinwellwurzeln. Denn während Ingwer vor allem sanft antibiotisch und entzündungshemmend wirkt, unterstützen Beinwellwurzeln die Wundheilung. Bei Aphthen bringen Behandlungen mit dieser Heilpflanzenkombination häufig eine spontane Besserung. Die Anwendungen erfolgen am besten in Form von Spülungen mit einem Dekokt: Jeweils 5 g Beinwell- und Ingwerwurzel zu Pulver zerreiben und dann in 200 ml (eine Tasse) Wasser geben. Aufkochen, 10 Minuten köcheln lassen, schließlich abseihen und abkühlen lassen. Spülen Sie mit dieser Lösung mindestens 2 Minuten lang, und zwar jeweils $1/2$ Stunde vor den Mahlzeiten und noch einmal vor dem Zubettgehen. Am besten bereitet man sich am Abend eine Spüllösung zu und lässt sie dann – abgedeckt, damit die ätherischen Öle nicht entweichen – im Badezimmer stehen, um sie dort nach und nach aufzubrauchen.

APPETITMANGEL

Symptome

Essen und Trinken machen dem Betroffenen keinen Spaß. Die Nahrungsaufnahme ist gering und erfolgt nur widerwillig.

Was uns alles auf den Appetit schlägt

Appetitlosigkeit kann sehr viele Gründe haben. Ein Grund, der bei der Ursachenforschung gerne vergessen wird, sind Verstopfungen der oberen Nasenwege, beispielsweise durch Erkältungen, Heuschnupfen oder Nasenscheidewandkrümmungen. Wenn der Mensch nicht richtig riechen kann, kann er auch nicht richtig schmecken – und das drosselt den Appetit.

Außerdem drosselt das Appetitzentrum in unserem Gehirn

den Hunger, wenn wir krank sind, vor allem dann, wenn wir Fieber haben, damit wir nicht unnütz Kräfte für die Verdauung verbrauchen. Auch körperliche Anstrengung verringert zunächst einmal die Lust auf feste Speisen. Der alte Satz »Sport fördert den Appetit« stimmt nur längerfristig, kurzfristig führt die Temperaturerhöhung beim Sport zur Steigerung des Durst- und zur Senkung des Hungergefühls.

Psychisch besitzen Appetitstörungen oftmals einen Zusammenhang mit Depressionen und Ängsten, extreme Appetitmangelerscheinungen wie etwa die Magersucht besitzen eine Dynamik, die vom Laien nur schwer durchleuchtet werden kann und daher unbedingt vom Fachmann (Psychiater, Psychologen, Psychoanalytiker) behandelt werden muss.

Heilen mit Ingwer

Speziell in der Ayurveda-Lehre hat Ingwer als Mittel zur Förderung des Appetits durchaus Tradition. Wissenschaftler haben zudem mittlerweile herausgefunden, dass Ingwer die Ausschüttung von Speichel und anderen Verdauungssäften und dadurch auch den Appetit anregt.

Am besten man kombiniert das Wurzelgewürz mit Kefir, einem milchsauren Getränk aus der russischen Tradition.

Bemerkenswert ist der Fallbericht eines russischen Arztes, der einen Patienten behandelte, der seit acht Jahren an Durchfall mit heftigen Magenschmerzen und Erbrechen litt und kaum noch etwas an Nahrung zu sich nehmen konnte. Der Arzt verabreichte ihm täglich einen Liter Kumiss (Kefir aus Stutenmilch). Binnen eines Monats waren sämtliche Beschwerden verschwunden, das Körpergewicht hatte deutlich zugenommen.

Andere russische Mediziner erkannten – oft zu ihrer eigenen Überraschung –, dass man mit Kefir die Auszehrung von Schwindsuchtkranken in den Griff bekommen konnte. Im Jahre 1881 wurde in Jalta die erste Kefiranstalt errichtet, in der zunächst nur Lungenkranke, später aber auch Magenleidende mit starken Auszehrungserscheinungen behandelt wurden. Die Heilergebnisse wurden akribisch aufgezeichnet und analysiert.

Es gilt zu beachten: Kefir wirkt appetitanregend, er hat jedoch auch einen hohen Sättigungsgrad. Das bedeutet, dass Sie ihn bei Appetitmangel zu den Mahlzeiten lediglich in kleineren Mengen (weniger als 100 g) verzehren dürfen. Das reicht aus, um seine appetitanregenden Wirkungen zu entfalten, seinen Sättigungsgrad aber relativ gering zu halten. Man erhält Kefir mittlerweile in vielen Supermärkten. Man kann ihn aber auch ohne Probleme selbst zubereiten, da er sich – im Unterschied zu Joghurt – auch bei normaler Zimmertemperatur entwickelt. Entsprechende Kulturen gibt es in Naturkostläden und Reformhäusern.

Die Anwendung: Vermischen Sie 100 g Kefir (am besten Magerstufe, um den Sättigungsgrad gering zu halten) mit 1 TL Aprikosen- und Pfirsichmarmelade sowie 1 g pulverisierten Ingwer. Essen Sie davon jeweils eine Portion vor den Mahlzeiten.

ARTERIOSKLEROSE UND IHRE FOLGEERKRANKUNGEN

Symptome
Die Arteriosklerose verläuft schleichend, die allmählichen Verengungen der Blutgefäße werden vom Betroffenen meistens erst dann bemerkt, wenn sie zu einer schweren Herz-Kreislauf-Erkrankung geführt haben. Zu den Folgeerkrankungen der Arteriosklerose gehören:

- Angina pectoris
- Herzrhythmusstörungen
- Herzinsuffizienz (Herzschwäche)
- Herzinfarkt
- Schlaganfall

Ein komplexer Prozess

Bei der Arteriosklerose handelt es sich um eine Erkrankung der Blutgefäße, die sich darin äußert, dass die Gefäßwände an Elastizität einbüßen und sich nach innen hin verdicken, sodass es zu einer Behinderung des Blutstroms kommt. Hierbei spielen die sogenannten Plaques eine zentrale Rolle. Ihre Bildung beginnt damit, dass sich LDL-Cholesterin an den Blutgefäßwänden festsetzt und unter dem Einfluss von aggressiven freien Radikalen und Oxidanzien (man spricht auch von oxidativem Stress) »ranzig« wird. Das oxidierte LDL-Cholesterin lockt weiße Blutzellen an, die einen Entzündungsherd ausbilden, der unsere »Gefäßpolizei« – die Blutplättchen (oder Thrombozyten) – in Alarmzustand versetzt. Die Blutplättchen gehen nun davon aus, dass an den Entzündungen ein Schaden für die Blutgefäße droht, deshalb setzen sie dort Stoffe frei, die das Wachstum der Muskelzellen in den Blutgefäßen anregen, um die Wände zu verdicken. Und in der Tat: Die Wände verdicken sich, doch leider verdicken sie sich als sogenannte Plaques nach innen, sodass der Blutstrom behindert wird. Und damit nicht genug: Die Oberfläche der Plaques ist derart aufgeraut, dass sie unser Blutgerinnungssystem, an dem auch wieder die Thrombozyten beteiligt sind, an schadhafte Stellen wie etwa eine offene Riss- oder Schürfwunde erinnert. Und wie bei diesen Wunden, so wird nun auch an diesen Plaques die Blutgerinnung in Gang gesetzt und es kommt zur Bildung der berüchtigten Blutgerinnsel, die bekanntermaßen ein Blutgefäß komplett abdichten können.

Herz und Hirn in Gefahr

Die Arteriosklerose ist dort besonders gefährlich, wo die Blutgefäße ohnehin schon relativ eng und für die Versorgung lebenswichtiger Organe zuständig sind. Dies ist beispielsweise im Herzmuskel und im Gehirn der Fall. Arteriosklerose gilt denn auch als Hauptursache von Herzinfarkt und Schlaganfall.

Mit Ingwer heilen

Auf den komplexen Prozess der Arteriosklerose kann Ingwer auf unterschiedlichen Ebenen Einfluss nehmen. So kann er als Antioxidans schon am Beginn dafür sorgen, dass weniger LDL-Cholesterin »ranzig« wird. Darüber hinaus senkt er die Gerinnungsbereitschaft der Thrombozyten, sodass sie nicht gleich jede klitzekleine Veränderung an den Gefäßwänden zum Anlass nehmen, die Wände zu verdicken und Gerinnsel auszubilden. Er wirkt in dieser Hinsicht ähnlich wie Acetylsalicylsäure (ASS), das ja schon länger zur Vorbeugung von Infarkten eingesetzt wird.

Die Anwendung sollte längerfristig erfolgen, indem der Ingwer frisch pulverisiert über möglichst viele Mahlzeiten gestreut wird. Er eignet sich zum Würzen süßer und scharfer Speisen. In China wird er häufig mit Knoblauch kombiniert – das schmeckt nicht nur gut, sondern muss auch in Hinblick auf Arteriosklerose (Knoblauch arbeitet als »Rohrputzer« der Blutgefäße, kratzt gleichsam Cholesterinplaques von den Gefäßwänden ab!) als sehr sinnvoll eingeschätzt werden.

Ein ebenso leckerer wie gesunder Brotaufstrich ist Ingwer-Knoblauch-Butter. Dazu nimmt man etwa 50 g Butter, eine Knoblauchzehe und ein gleich großes Stück Ingwerknolle. Knoblauch auspressen, Ingwer im Mörser pulverisieren und beide Gewürze unter die Butter rühren. Diese Mischung kann man auch als Steakbutter oder als Zutat für Buttergemüse verwenden.

ARTHRITIS

Symptome
- Morgensteifigkeit
- Gelenkschmerzen, meistens mit Schwellung
- Rheumaknoten in Gelenken, Knochenvorsprüngen und Sehnen

Immunsystem in Aufruhr

Arthritis gehört zu den Autoimmunkrankheiten, bei denen sich der Körper gegen sich selbst wendet. Das Immunsystem verliert bei Arthritikern die Orientierung und richtet sich nicht nur gegen Parasiten im Gelenk, sondern auch gegen die körpereigenen, gesunden Zellen der Gelenkinnenhaut und führt dort zu Entzündungen und Wucherungen. Als Ursachen für die Fehlorientierung des Immunapparates vermutet man Infektionen, aber auch psychische Einflüsse.

Arthritiker gelten in der Psychosomatik als »unbeugsame Samariter« mit »typisch weiblichem« Charakterprofil. So haben sie in der Regel Probleme, mit ihren Aggressionen umzugehen. Wenn sie auf jemanden wütend sind, lassen sie ihre Gefühle nicht heraus, sondern sie lenken vielmehr ihre zerstörerischen Energien auf sich selbst – genauso, wie ihre Immunabwehr sich gegen die Gelenkzellen ihres eigenen Körpers richtet. Gegen ihre Mitmenschen verhalten Arthritiker sich nur selten spontan aufbrausend und aggressiv, sondern schüchtern, aufopfernd, mitfühlend und zum Teil regelrecht unterwürfig. All diese Charaktereigenschaften entsprechen dem Klischee, das noch heute für die Rolle der Frau bestimmend ist: nicht umsonst leiden Frauen dreimal so häufig unter rheumatoider Arthritis wie Männer.

Heilen mit Ingwer

Bei Gelenkschmerzen kommt Ingwer am besten äußerlich zum Einsatz. Denn seine Scharfstoffe führen bei Hautkontakt zu einer vermehrten Ausschüttung der Substanz P, die als Signalübermittler zwischen den Schmerzfühlern und dem zentralen Nervensystem fungiert. Gleichzeitig kommt es zu einer Steigerung der Durchblutung, die den Zellstoffwechsel fördert und Schadstoffe aus dem Gewebe abtransportieren hilft.

Der eigentliche Heileffekt der Ingwer-Substanzen kommt jedoch erst im späteren Verlauf. Denn die Ausschüttungssteigerung von Substanz P hat den eigentümlichen Effekt, dass die Nervenfasern zwischen Schmerzfühler und Zentralem Nervensystem nicht nur ihre Substanz-P-Speicher entleeren, sondern diese auch nicht mehr wiederaufgefüllt werden. Die Folge: Es kommt zu einem Mangel an Substanz P, dadurch wird der Schmerzübermittlung regelrecht der Saft abgedreht. Die Schmerzfühler werden desensibilisiert, das Schmerzempfinden ist über mehrere Tage hinweg deutlich verringert.

Die Anwendung erfolgt am besten über Auflagen oder Ingwer-Creme (ihre Zubereitung findet man in Kapitel 6). Die Creme sollte mindestens dreimal täglich aufgetragen werden. Bei der Auflage reichen ein- bis zweimal täglich jeweils 15 bis 20 Minuten.

BLÄHUNGEN

Symptome
Lufteinschlüsse im Darm, die den Unterleib ballonartig auftreiben und unangenehm riechend aus dem After entweichen können.

Problematische Lufteinschlüsse

Blähungen sind nichts anderes als Lufteinschlüsse im Darm, meistens hervorgerufen durch unvollständige Verdauung. Blähungsfördernd sind beispielsweise Hülsenfrüchte, Kohl, Bananen, Rettich und alles, gegen das eine Unverträglichkeit besteht. Blähungen können aber auch durch schwere Erkrankungen wie Darmentzündungen, Reizmagen und Gastritis auftreten.

Oft lassen sich Blähungen bereits im Vorfeld verhindern, indem man die Speisen ausgiebig mit Ingwer und Kümmel würzt.

Heilen mit Ingwer

Essig fördert die Speichelproduktion und optimiert dadurch die Verdauung. Dadurch bildet er eine wirkungsvolle Ergänzung zum Ingwer, der als Gewürz für die Verdauung schon eine lange Tradition hat. Vermischen Sie 15 g Kümmelsamen, 15 g Fenchelsamen und 30 g fein gehackten Ingwer mit 500 ml Weinessig. Verrühren Sie diese Zutaten in einer Flasche, dann lassen Sie das Ganze 2 Wochen lang gut verschlossen bei Raumtemperatur ziehen. Danach die Kräuter durch einen Filter abseihen. Trinken Sie von diesem Essig regelmäßig 1 Likörglas zu den Mahlzeiten.

Sollte es sich um schmerzhafte Blähungen handeln, ersetzen sie die Fenchelsamen durch die gleiche Menge Salbeiblätter. Denn diese Bitterstoffpflanze verbessert insgesamt die Verdauungsfunktionen, lindert aber auch Reizzustände der Darmschleimhaut.

BLUTHOCHDRUCK

Symptome

Man spricht von erhöhtem Blutdruck oder Hypertonie, wenn bei drei oder mehr Arztbesuchen zu verschiedenen Zeiten mehr als 165/95 mmHg auf dem Blutdruckmessgerät angezeigt werden.

Das besondere Problem am Bluthochdruck: Er wird fast nie bemerkt. Nur selten äußert er sich bereits frühzeitig in Beschwerden wie Schwindel, Schlafstörungen, Atemnot oder Leistungsabfall; wenn man die Folgen von jahrzehntelangem Bluthochdruck spürt, sind meistens schon irreparable Schäden an Herz, Nieren, Gehirn oder Augen aufgetreten.

Heilen mit Ingwer

Ingwer vergrößert den Querschnitt der Blutgefäße, vor allem in Richtung Haut. Wenn nun aber das Blut mehr Platz zum Durchfließen hat, senkt sich auch der Druck in den Blutbahnen. Für Patienten mit Hypertonie kann dies eine wertvolle Hilfe sein.

Wie Wissenschaftler der Aga Khan University im pakistanischen

Viele mögliche Ursachen

Bluthochdruck kann viele Ursachen haben, oft greifen sie ineinander:

1. Übergewicht
2. Bewegungsmangel
3. Rauchen
4. Alkoholmissbrauch
5. Stress und Angst
6. Vererbung
7. Krankheiten wie Diabetes und Nierenfunktionsstörungen

Die Rolle des Kochsalzes bei der Entstehung des Bluthochdrucks ist hingegen nicht wirklich geklärt. Die bisher vorliegenden Untersuchungen weisen in sehr unterschiedliche Richtungen. Sicher ist jedoch, dass das Kochsalz für die Entstehung der Hypertonie von geringerer Bedeutung ist als bislang angenommen. Die alleinige Reduktion der Salzzufuhr reicht jedenfalls nach heutigem Wissensstand nicht aus, um bestehenden Bluthochdruck zu senken.

Karachi herausgefunden haben, entfaltet Ingwer seine Blutdruck senkenden Eigenschaften gleich über mehrere physiologische und chemische Kanäle. Das bedeutet, dass er selbst dann, wenn aus irgendwelchen Gründen einer der Kanäle nicht funktioniert, seine Wirksamkeit weitgehend aufrechterhalten kann. Dies unterscheidet ihn von den meisten Blutdrucksenkern der konventionellen Medizin. Wenn die auf einen »Non-Responder« als Patienten stoßen, der nicht auf sie reagiert, bleibt es auch dabei, weil sie eben nur auf einem chemischen und physiologischen Kanal arbeiten, und nicht auf mehreren.

Die pakistanischen Forscher arbeiteten bei ihrer Studie mit einem wässrigen Ingwer-Extrakt. Das bedeutet, dass die Blutdrucksenkung *nicht* durch die flüchtigen und schwer wasserlöslichen Stoffe der Pflanze ausgelöst wird und man daher auch durch Ingwertee oder ein Ingwerdekokt eine akzeptable Wirkung erzielen kann. Ihre Zubereitung finden Sie in Kapitel 6. Dosierung: 2 bis 3 Tassen pro Tag, jeweils 1 Stunde vor den Mahlzeiten. Als Alternative mit geringerem Aufwand gibt es in den Apotheken das Präparat *IngwerCor*. Die Dosierung erfolgt hier laut Packungsbeilage

ERKÄLTUNGEN

Symptome
● Verstopfte oder tropfende Nase
● Manchmal: Niesreiz, Rachen- und Halsschmerzen, Husten, leichtes Fieber
● Die Symptome können von Patient zu Patient sehr unterschiedlich ausgeprägt sein. Das liegt nicht nur daran, dass Menschen mitunter sehr individuell auf Infektionen reagieren, sondern auch daran, dass recht viele unterschiedliche Virentypen am Schnupfen beteiligt sein können.

Die Viren sind immer und überall

Die Erkältung ist die Folge einer Virusinfektion der oberen Atemwege. Sie ist ansteckend, man holt sie sich also in der Regel von einem anderen Menschen, der seine Viren über Niesen, Husten oder Hautkontakt weitergibt. Prinzipiell kann es zu jeder Jahreszeit zu einer Erkältung kommen, doch im Winter ist die Gefahr besonders hoch. Der Grund: In den kalten Monaten kommt es öfter zu kalten Füßen, auf die unser vegetatives Nervensystem reagiert, indem es die Durchblutung in den Atemwegen drosselt. Dadurch sinkt die Abwehrfähigkeit der Schleimhäute, und die Schnupfenviren haben es leichter, in den Organismus vorzudringen.

Kinder leiden deutlich öfter an Erkältungen als Erwachsene, weil ihre Nasen klein und ihre Übergänge von der Nase zum Rachen schmal und kurz sind, sodass bereits kleinere Schwellungen der Schleimhäute die Atemwege blockieren können. Laut amerikanischen Untersuchungen können Kleinkinder bis zu neunmal und Schulkinder bis zu sechsmal im Jahr eine »Rotznase« haben, ohne dass die Eltern besorgt sein müssen.

Mit Ingwer heilen

Bei Erkältungen hilft eine Kombination aus Ingwer und Honig. Der Honigzucker erzeugt in Zusammenarbeit mit dem menschlichen Speichel antibiotische Stoffe. Außerdem besitzt er viel Energie (etwa 300 Kcal auf 100 g), zu deren Freisetzung die Verdauung nicht sonderlich beansprucht werden muss – das spart dem durch die Infektion beanspruchten Körper wichtige Kräfte für die Heilung.

Lösen Sie 1 gestrichenen TL pulverisierten Ingwer in 1 EL Buchweizenhonig. Der zeigte nämlich in einer amerikanischen Studie an 105 hustenden Kindern eine bessere Wirksamkeit als ein Hustensaft mit der Standardarznei Dextromethorphan. Laut Studienleiter Ian Paul von der Pennsylvania State University linderte das Bienenprodukt nicht nur die Hustensymptome, sondern verbesserte auch den Schlaf. Die Honig-Ingwer-Mischung können Sie als Würze für eine heiße Tasse Schwarztee nehmen. Gut durchrühren! Normalerweise merken Sie schon nach wenigen Schlucken, dass Sie ins Schwitzen kommen. Ein deutliches Zeichen dafür, dass Ihr Körper jetzt alle »Hitze-Register« zieht, um die ungebetenen Eindringlinge in seinen Atemwegen zu beseitigen.

Ergänzend dazu können Sie abends Ingwer-Salbe auf Ihrem Brustkorb verreiben oder eine Ingwer-Inhalation vornehmen (beide Zubereitungen in Kapitel 6!). Dabei werden ätherische Öle mit hustenlösender und sanft antibiotischer Wirkung freigesetzt. Der beste Zeitpunkt für beide Anwendungen ist der Abend, eine Stunde vor dem Schlafengehen.

Zwiebel- und Ingwersocken

Ein altes und bewährtes Hausmittel gegen Schnupfen: Eine große Zwiebel halbieren, jede Hälfte in Scheiben schneiden und anschließend auf ein Paar Wollsocken verteilen. Dann die Socken anziehen und die Zwiebelscheiben auf Fußsohle und Fußrücken verteilen. Lassen Sie die Zwiebelsocken über Nacht an, wenn Sie schlafen!

Haben Sie zudem öfter kalte Füße, können Sie die Zwiebelstücke durch ein paar Ingwerscheiben ergänzen. Dadurch haben Sie angenehm warme Füße, und das sorgt über Reflexbögen im Nervensystem dafür, dass sich die Durchblutung und damit auch die Immunabwehr in den Nasen- und Rachenschleimhäuten verbessert.

Kräuter-Fußbäder

Ansteigende Fußbäder mit Thymian und Ingwer helfen bei beginnenden Infekten der oberen Atemwege. Kochen Sie zunächst 2 l Thymian- und Ingwertee, indem Sie jeweils 4 EL der beiden zerkleinerten Kräuter mit 2 l kochendem Wasser übergießen, 10 Minuten zugedeckt ziehen lassen und danach abseihen. Den Tee schütten Sie dann in eine hohe Fußbadewanne und geben kaltes Wasser zu, bis eine Temperatur von etwa 33 Grad erreicht ist. Stellen Sie dann Ihre Füße in die Wanne. Jetzt gießen Sie langsam aus einer Kanne oder einem Kessel heißes Wasser hinzu, damit die Temperatur langsam auf 42 Grad ansteigt. Danach die Füße abtrocknen und warme Strümpfe anziehen. Vergessen Sie nicht, sich nach dem Fußbad etwas Ruhe zu gönnen!

Salz-Zitrone-Spülung gegen Erkältung

Das ist eine aus Rumänien stammende Methode gegen die tropfende Nase und ihre gereizten Schleimhäute. Dazu wird $^1/_2$ Zitrone in einen Eierbecher ausgedrückt, der Saft mit 1 TL Salz vermischt und schließlich der Eierbecher mit Wasser bis zum Rand aufgefüllt. Die Flüssigkeit wird in die Nase eingeschnieft. Die übersalzene Lösung entzieht nämlich den geschwollenen Nasenschleimhäuten das Wasser, und das Vitamin C aus der Zitrone dichtet gleichzeitig die Kapillaren, die haarfeinen Blutgefäße, ab, wodurch es zu einer deutlichen Linderung der Entzündung kommt.

FROSTBEULEN

Symptome
Frostbeulen zeigen sich als rötliche oder bläuliche Hautverfärbung, die schließlich teigig anschwillt und zu einem schmerzhaften Knoten auswachsen kann.

Frostbeulen tragen eigentlich einen falschen Namen. Denn am häufigsten entstehen sie bei nasskaltem Wetter mit Temperaturen von ein bis vier Grad *über* Null. Besonders gefährdet sind Frauen; etwa jede dritte Frau erleidet im Winter mindestens einmal Frostbeulen, weil sie sich nicht witterungsgerecht kleidet!

> **Frostbeulen vorbeugen!**
> Behindern Sie die Blutzirkulation an den gefährdeten Hautstellen nicht! Achten Sie auf weites und wärmendes Schuhwerk, auch die Socken sollten die Füße nicht abschnüren. Keine hochhackigen Schuhe oder dünne Slipper tragen, wenn es draußen kalt ist!

Mit Ingwer heilen
Frostbeulen sind ein Schutzmechanismus unseres Körpers. Wenn es kalt wird, drosselt er an besonders exponierten Stellen (Füße, Hände, Nase) die Hautdurchblutung, um seine Temperatur besser halten zu können. Längerfristige Blutdrosselung führt zu Sauerstoffmangel im Gewebe, der schließlich zu Frostbeulen, im

schlimmsten Falle zu akuten Erfrierungen mit kompletten Gewebeuntergängen führt.

Ingwer verbessert die Durchblutung und kann dadurch die Sauerstoffversorgung im betroffenen Hautgewebe verbessern. Am besten kombiniert man ihn mit Ringelblume (Calendula), denn die ist ein Wundheilmittel, das seine größten Stärken hat, wenn es darum geht, abgestorbene Gewebeteile abzustoßen – ein Umstand, der Calendula auch bei schweren Frostbeulen mit Gewebeuntergängen zu einem wertvollen Heilmittel macht.

Am besten hilft die Salbe *Unguentum Simplex* in Anlehnung an die »British Pharmacopeia« von 1867. Die Zubereitung: 60 g Bienenwachs und 90 g Schweinschmalz mit etwas Öl in einem Wasserbad schmelzen. Dann 1 gehäuften EL Calendulablüten und 1 gestrichenen TL zerriebenen Ingwer hinzugeben, aufkochen und abseihen. Schließlich 90 ml Mandelöl hinzufügen und rühren, bis es abgekühlt ist.

Diese Salbe wird von der Haut sehr gut aufgenommen und erzeugt auf ihr ein angenehmes Wärmegefühl. Mehrmals täglich auftragen, dabei aber nicht mit zu viel Druck arbeiten!

GASTRITIS (MAGENSCHLEIMHAUTENTZÜNDUNG)

Symptome
- In leichteren Fällen: Sodbrennen, Völlegefühl (obwohl nichts gegessen wurde), Aufstoßen, Appetitlosigkeit.
- In schweren Fällen: Schmerzen im Oberbauch, außerdem noch Magenkrämpfe, Durchfall, Blähungen und Verstopfungen. Nach stärkerem Alkoholgenuss besteht Neigung zum Erbrechen.

Die Symptome der Gastritis ähneln stark denen des sogenannten Reizmagens, sie sind daher für den Betroffenen, aber auch für viele Ärzte nicht leicht unterscheidbar. Die Behandlung der beiden Erkrankungen erfordert jedoch ähnliche Maßnahmen, sodass eine exakte Absicherung der Diagnose in diesem Falle entbehrlich ist.

Ein Bakterium im Zwielicht

Wissenschaftliche Untersuchungen scheinen keinen Zweifel mehr daran zu lassen, dass ein Mikroorganismus namens *Helicobacter pylori* an der Entstehung von Magenschleimhautentzündungen beteiligt ist. Oft lebt er jedoch in unseren Mägen, ohne irgendeinen Schaden anzurichten. Ob er zum Krankheitserreger wird oder nicht, hängt vom Säuremilieu im Magen und vom Zustand des Immunsystems ab. Hier spielt die Psyche eine wichtige Rolle. So treten Magengeschwüre und Gastritis überdurchschnittlich häufig bei Menschen auf, die ihren Wohnort verloren oder gewechselt oder die ihren Partner oder eine andere nahestehende Person verloren haben. Berufliche Veränderungen, vor allem, wenn sie mit einer Zunahme der Verantwortung gekoppelt sind, fördern ebenfalls Magenschleimhautentzündungen.

Mit Ingwer heilen

Vielen Pflanzen werden antibiotische Eigenschaften gegenüber *Helicobacter pylori* zugeschrieben, doch welche von ihnen tatsächlich am besten hilft, war lange Zeit unbekannt. Bis zum Jahre 2005: Da verglich man im Zentrum für Infektionskrankheiten am University College in London 25 Heilpflanzen miteinander, inwieweit sie tatsächlich den berüchtigten Magenkeim in seine Schranken weisen können. Acht Pflanzen stellten sich als völlig wirkungslos heraus, darunter auch Knoblauch und schwarzer Tee, die bis dahin als wirkungsvolle Bakterienkiller galten. Neun Pflanzen zeigten eine mäßige Wirksamkeit, darunter befanden sich so prominente Heilpflanzen wie Salbei, Petersilie und Zimt. Immerhin wurde aber für Petersilie in einem anderen Versuch gefunden, dass sie die Bakterien daran hindert, sich an den Magenwänden festzusetzen. In der Gruppe mit der höchsten antibiotischen Wirksamkeit gegenüber *Helicobacter* fand sich schließlich neben Gelbwurz (Curcuma),

Chili und Oregano der Ingwer. Es ist also sinnvoll, ihn mit der Petersilie im Kampf gegen die Gastritis zu kombinieren: Denn wenn sich *Helicobacter* nirgendwo in den Magenwänden verstecken kann, wird er leichter von den antibiotischen Stoffen des Ingwers »getroffen«. Wobei man in diesem Falle nicht die Blätter, sondern die Wurzeln der Petersilie (erhältlich in Apotheken) verwenden soll, weil sie in ihrer Konsistenz näher zum Ingwer-Rhizom stehen.

Jeweils 1 gestrichenen TL zerriebene Petersilien- und Ingwerwurzel mit einer großen Tasse (250 ml) kochendem Wasser übergießen. 10 Minuten ziehen lassen und schließlich abseihen. Dieser Tee hilft nicht nur bei Magenschleimhautentzündung, er wirkt auch appetitanregend und sehr stark harntreibend. Verteilen Sie den Tee auf 3 Portionen am Tag, jeweils vor einer Mahlzeit.

HUSTEN

Symptome
- Reizhusten löst ein Kribbeln im Hals aus und ist typisch für Empfindlichkeit gegenüber Kaltluft; er kündigt oft eine nahende Erkältung an.
- Hüsteln oder Räuspern ist in der Regel psychosomatisch bedingt.
- Tief sitzender Husten mit Schleimauswurf zeigt eine ernsthafte Erkrankung der oberen Luftwege an.
- Kratzender und krampfartiger Husten kann bei asthmatischen Erkrankungen und Keuchhusten auftreten.

Mögliche Ursachen
- allergische Atemwegserkrankungen
- Asthma
- Bronchitis
- Erkältungskrankheiten (grippale Infekte)
- Keuchhusten
- Lungenemphysem

- Verlegenheit und Scham (Hüsteln)
- Zigarettenqualm

Die physiologischen Hintergründe
Der Hustenreflex wird durch zahlreiche Sinneszellen in der Bronchialschleimhaut und den Atemwegen ausgelöst. Bei Reizung dieser Zellen (z. B. durch Gase, Kälte, Fremdkörper) werden Signale ans Gehirn geleitet, das schließlich gezielte Befehle an die Muskeln des Oberkörpers (vor allem die Rücken- und Bauchmuskeln) sendet. Der Hustenreflex hat in der Bewertungsskala des Gehirns absolute Priorität. Was konkret heißt: Wenn wir uns erst einmal »eingehustet« haben, können wir auch nicht mehr ohne weiteres aufhören. Aus diesem Grund endet so mancher Hustenanfall mit bedrohlicher Atemnot.

Mit Ingwer heilen
In der Traditionellen Chinesischen Medizin (TCM) gilt die Ingwerwurzel als »warm«, das heißt, dass sie vor allem bei Krankheiten hilft, die mit Kälte zu tun haben; dazu gehört in der Regel der Husten. Aus wissenschaftlichen Studien ist bekannt, dass speziell die ätherischen Ingweröle antibiotisch gegen viele Bakterien wirken und Schleim lösen.

Ein altes und chancenreiches Rezept aus Großmutters Zeiten, Rettich mit Ingwerhonig, hilft bei Bronchitis und Keuchhusten. Dazu höhlen Sie zunächst einen Rettich aus. Dann zerreiben Sie 1 cm Ingwerknolle in 1 kleine Tasse Honig, und den füllen Sie dann in den ausgehöhlten Rettich. Nach 3 bis 5 Stunden wird er kopfüber in eine Schüssel gestellt, jetzt kann der fertige Hustensaft aus Honig und Rettichwasser herausfließen und gesammelt werden. Trinken Sie von dem Saft zweimal pro Tag zwischen den Mahlzeiten!

Auch Quittensuppe mit Honig und Ingwer kann gegen Husten helfen. Etwa 150 g Quitten schälen und in kleine Würfel schneiden. Dann 1 cm Ingwerwurzel über das geschnittene Obst verreiben. Schließlich kocht man die Quittenstücke in 250 ml Wasser weich und streicht sie durch einen Sieb. Abgeschmeckt wird mit etwas Zitronenschale und reichlich Honig. Zum Schluss wird die Suppe über ein paar Zwiebackstückchen in einen Teller gegossen. Eine Suppe, die, wenn Sie hustenkrank sind, am besten Ihr Abendessen ersetzen sollte.

Das Anti-Husten-Obst

Die Kerne und das Fleisch der Quitte enthalten überdurchschnittlich viel Pflanzenschleim, der sich wie ein Schutzfilm über unsere oberen Atemwege legt. Darüber hinaus enthält die Frucht große Mengen an Vitamin C, Zink und Jod. Die Quitte ist für die Küche in besonderem Maße geeignet, denn durch ihren hohen Gehalt an Pektinen braucht man kaum Gelierstoffe, um sie einzukochen. Für das Einkochen sollten übrigens ein Dampfsieb und nur wenig Wasser verwendet werden.

Schließlich helfen auch Ingwerinhalationen gegen Husten, vor allem bei Raucherhusten. 3 EL zerkleinerte Ingwerwurzel einige Minuten in 3 bis 4 l kochendem Wasser ziehen lassen. Dann das Gesicht über den Dampf halten und Kopf, Oberkörper und Schüssel mit einem Handtuch bedecken. Atmen Sie langsam und tief, wechselweise durch Mund und Nase. Dauer der Anwendung: 8 bis 15 Minuten.

LERN- UND KONZENTRATIONSSTÖRUNGEN

Symptome
- Die Gedanken springen von Objekt zu Objekt, finden keine einheitliche Linie.
- Vergesslichkeit
- rasche geistige Ermüdung

Psychisch und physisch

Konzentrations- und Lernschwäche kann zwei Ursachen haben:

- Physisch: Das Gehirn erhält zu wenig Sauerstoff und Nährstoffe. Das kann wiederum in Durchblutungsstörungen (aufgrund von Altersveränderungen, Stress, falscher Ernährung, Krankheiten, genetischer Defekte) oder der Zufuhr falscher Nährstoffe begründet sein.
- Psychisch: Das Denken kommt aufgrund von Ängsten, inneren Konflikten oder falschen Denkmustern nicht zur Ruhe.

Keine Aufputschmittel!

Meiden Sie Nahrungsmittel, die einen kurzfristigen Aufputscheffekt erzielen. An erster Stelle stehen hier stark koffeinhaltige Getränke wie Kaffee, Energy Drinks und Cola (schwarzer und grüner Tee enthalten nur relativ wenig aktiviertes Koffein). Meiden Sie auch Alkohol. Zu den Konzentrationskillern gehören schließlich noch opulente und fettreiche Mahlzeiten. Denn wenn Magen und Darm das Blut für sich beanspruchen, um einen Braten mit Klößen zu verdauen, bleibt für das Gehirn nicht mehr viel übrig.

Mit Ingwer heilen

Große Chancen hat bei Lern- und Konzentrationsstörungen eine Kombination aus Ingwer und Ginkgo. Denn sie attackiert das Problem gleich aus mehreren Richtungen:

Viele Konzentrations- und Lernstörungen haben ihren Grund in Ängsten – ein Phänomen, das man vor allem im Vorfeld von Prüfungen kennt. Hier kann der Ingwer als angstlösende Pflanze eine echte Hilfe sein, und durch Ginkgo, der bekanntlich die Hirndurchblutung fördert, gelangen die Ingwerwirkstoffe auch wirklich an die »Angstschaltstellen« im Gehirn.

Ginkgo gilt als anerkanntes Mittel gegen Hirnleistungsstörungen: Er fördert die Durchblutung des Gehirns und macht die Hirnzellen robuster gegenüber Sauerstoffmangel. Durch den Ingwer als Wirkstoff-Booster wird dieser Effekt noch einmal intensiviert.

Ein Teeaufguss aus den beiden Pflanzen ist jedoch wenig sinnvoll, weil gerade die zentralen Wirkstoffe des Ginkgos nur schwer wasserlöslich sind. Es empfiehlt sich daher die Einnahme entsprechender Präparate (*Zingicomb*) aus der Apotheke.

MUSKELZERRUNGEN

Symptome
Zunächst ist nur ein leichtes Ziehen spürbar, doch schon bald kommt es zu Verkrampfungen, der Muskel »macht zu«.

Nach einigen Stunden kann es zu einer Verfärbung an der gezerrten Stelle kommen. Ein deutliches Zeichen dafür, dass im Muskel Fasern geschädigt wurden. Die Schädigung hält sich jedoch im Unterschied zum Muskelfaserriss im kleinen Rahmen und kann in der Regel nicht ertastet werden.

Einige Muskeln trifft es immer wieder

Zerrungen sind besonders häufig bei Muskeln, die über mehrere Gelenke ziehen (wie etwa Waden-, Oberschenkel- und Oberarmmuskeln). Ermüdung, schlechtes Aufwärmen, sehr kalte (der Muskel kühlt aus) und sehr warme (der Muskel verliert durch Schwitzen zu viele Salze) Umgebungstemperaturen sowie Stress, bestehende Infekte und Muskelkater begünstigen die Entstehung von Zerrungen.

Muskelzerrungen beeinträchtigen den Bewegungsverlauf, dennoch will der Sportler oft nicht mit seiner aktuellen Betätigung aufhören, weil er hofft, dass sich die Verspannung im Laufe der Bewegungen von selbst lockert. Viele versuchen auch, per Ausschütteln des betroffenen Beines die Verspannung zu lockern. All diese Bemühungen sind jedoch vergeblich. Im Gegenteil: Je länger der gezerrte Muskel weiter belastet wird, desto stärker werden die Symptome.

Erste Hilfe: Kältebehandlung
Zunächst gilt es, den verletzten Muskel ausdauernd zu kühlen, um die weitere Blutung und Schwellung einzudämmen. Zur Kühlung verwendet man einen mit kaltem Wasser getränkten Schwamm, der mit einem Kompressenverband am verletzen Muskel fixiert wird. Dauer der Kühlung: mindestens 20 Minuten, die Kompresse sollte regelmäßig mit kaltem Wasser getränkt werden. Dem Wasser kann man Alkohol oder Essig zusetzen, um den Verdunstungs- und damit den Kühleffekt zu erhöhen.

Mit Ingwer heilen
Die asiatische Wurzel fördert die Durchblutung und damit den Abtransport von geschädigtem Zellmaterial aus dem Muskel. Darüber hinaus greift Ingwer gezielt in den Entzündungsstoffwechsel ein, und seine Scharfstoffe sorgen für eine Desensibilisierung der Schmerzrezeptoren. Wichtig ist jedoch, dass Ingwer als betont wärmendes Mittel äußerlich und frühestens 36 Stunden nach dem Verletzungseintritt zum Einsatz kommt. Denn vorher unterläuft er möglicherweise die kühlenden Erste-Hilfe-Maßnahmen.

Am intensivsten wirkt die Ingwer-Auflage (siehe Kapitel 6), aber ihre Zubereitung erfordert natürlich jedes Mal einen gewissen Aufwand. Bei der Ingwer-Salbe (siehe Kapitel 6) hat man nur einmal den Aufwand des Herstellens, danach muss die Salbe nur noch drei- bis viermal täglich einmassiert werden.

Vorsichtige Dehnung

Packen Sie den verletzten Muskel – sofern Sie keinen Muskelfaserriss mit einer Unterbrechung des Muskelverlaufs spüren – nicht »in Watte«. Spätestens nach zwei Tagen können in der Regel wieder behutsame Dehnungsübungen am Muskel einsetzen. Dazu wird der Muskel 7 bis 10 Sekunden in submaximaler, also weitgehend schmerzfreier Dehnungsposition gehalten, wieder entspannt und nach 30 bis 60 Sekunden wieder gedehnt. Die Übungen sollten etwa 10-mal am Tag (am besten aufgeteilt in 2 bis 3 Einheiten) wiederholt werden. Nach den Dehnungsübungen ist es gut, wenn Sie den Muskel mit einem kalten Schwamm noch einmal für 15 Minuten kühlen, um seine Spannung zu senken und ungünstige Hitzeentwicklungen im Gewebe zu verhindern.

Lockere Aktivitäten

Zwei bis drei Tage nach Verletzungseintritt können erneut sportliche Aktivitäten erfolgen. Keine Schnellkraftübungen! Optimal sind Jogging und Fahrradfahren auf dem Ergometer. Solche langsamen Tätigkeiten entspannen und verbessern die Durchblutung im gezerrten Muskelbereich. Wichtig: Die Bewegungen dürfen keine Schmerzen verursachen!

POTENZSCHWÄCHE

Symptome

Potenzschwäche hat streng genommen nichts mit sexueller Unlust zu tun, sondern mit der Unfähigkeit, trotz sexueller Lust eine Erektion aufzubauen und sie aufrechtzuerhalten. Bei näherem Hinsehen offenbart sich diese Unterscheidung jedoch als akademisch und praxisfremd. Denn wer öfter erlebt, dass er nicht kann, *will* dann auch nicht mehr. Der Potenzschwäche folgt schon bald die sexuelle Unlust – und dann wird es schwer, sich von seinen Potenzproblemen zu befreien.

Ursachen

Sexuelle Unlust ist meistens psychisch bedingt, zu den häufigsten Ursachen zählen Probleme in der Partnerschaft, Stress und Depressionen. Ganz anders verhält es sich bei Potenzschwäche: 70 Prozent aller Erektionsstörungen sind körperlich bedingt. Hauptursache ist hier die Arteriosklerose.

Blutgefäße im Stress

Erektionsstörungen zeigen oft Zusammenhänge mit Erkrankungen des Herz-Kreislauf-Systems. So fanden griechische Wissenschaftler heraus, das fast ein Viertel der Betroffenen unter schadhaften Herzkranzgefäßen litt. Und ein Studie der Universität Mailand ergab: Zwei Drittel aller Männer mit Angina pektoris haben gleichzeitig Probleme mit der Potenz.

Es bringt daher oft Erfolge, wenn man Potenzstörungen mit Heilmitteln zur Verbesserung und Stabilisierung der Herz-Kreislauf-Leistungen behandelt. Und dazu gehört auch der Ingwer.

Mit Ingwer heilen

Ingwer hilft bei allem, was irgendwie mit Durchblutungsschwäche zu tun hat, weil er den *Platelet Activating Factor* (dieser Faktor fördert die Blutgerinnung in den Gefäßen) senkt und auf diese Weise den Blutfluss verbessert. Als »Durchblutungsbooster« sollte Ingwer auch in Liebesangelegenheiten nicht ohne Wirkung sein, und als Potenzmittel hat er auch schon eine lange Tradition. Die Anwendung erfolgt entweder in Form entsprechender Präparate *(IngwerCor)* oder aber dadurch, dass man mindestens ein Gramm Ingwer täglich einnimmt. Früher wurde die Wurzel auch äußerlich angewendet – doch davor kann man nur warnen! Denn die Scharfstoffe der Wurzel sind an empfindlichen Stellen des Körpers alles andere als angenehm.

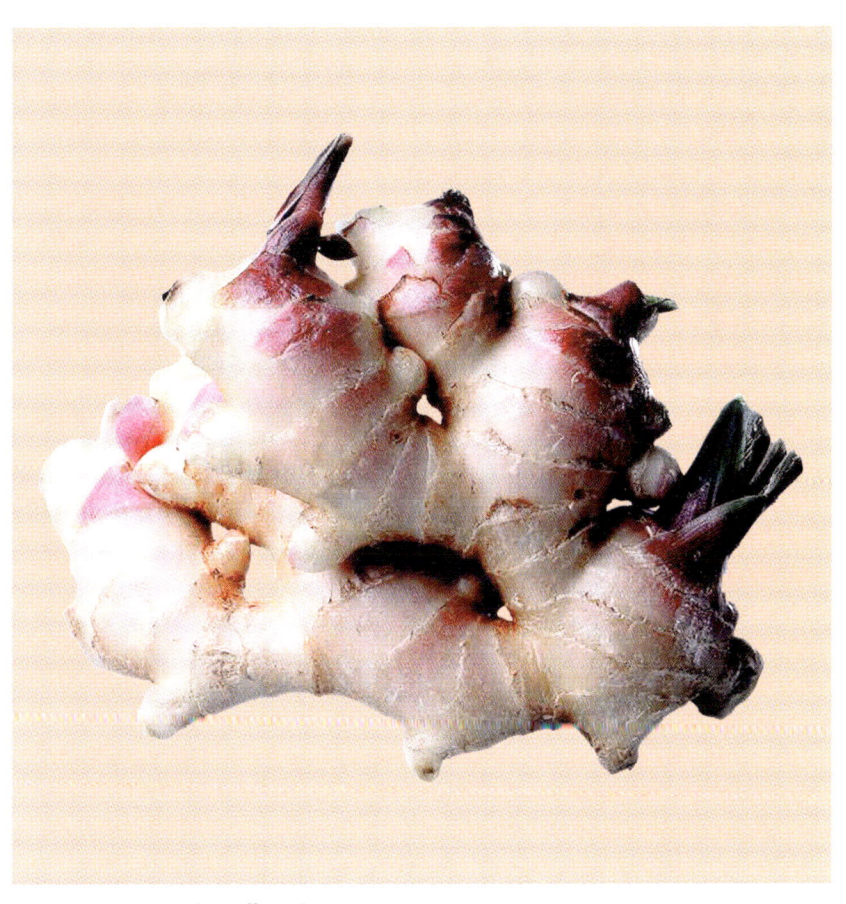

Ingwer *(Zingiber officinale)*

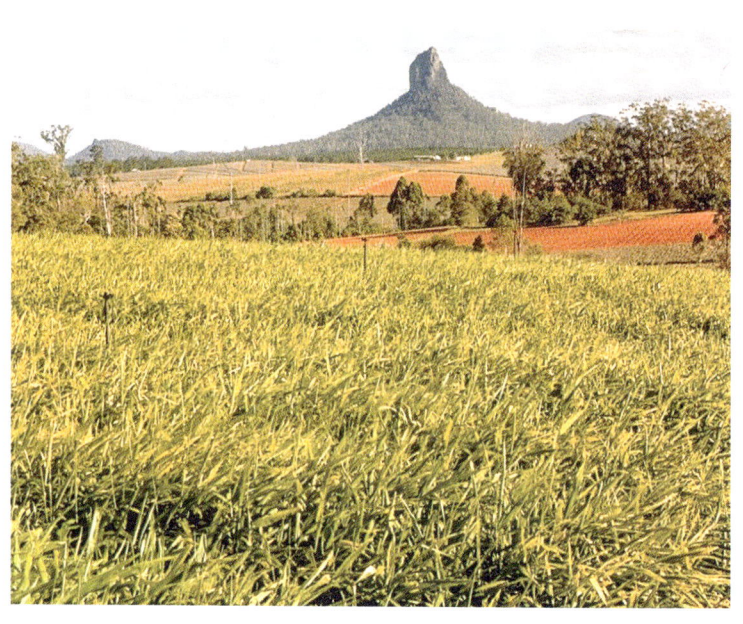

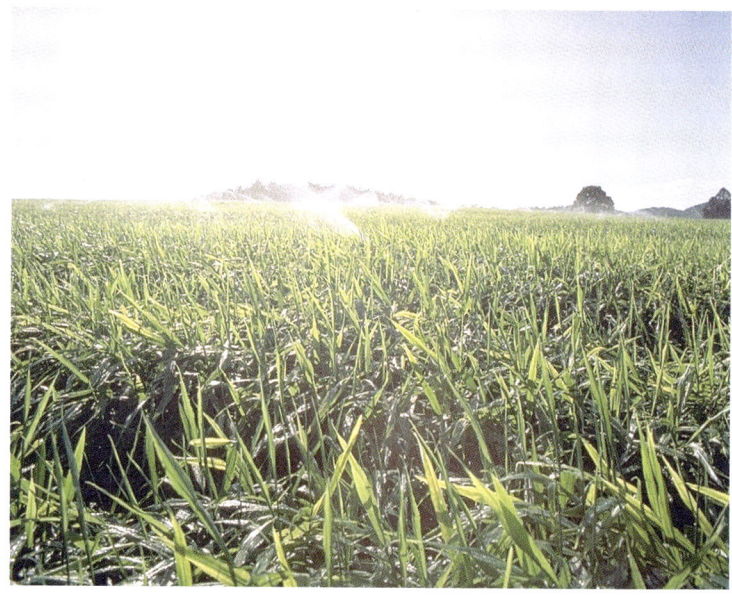

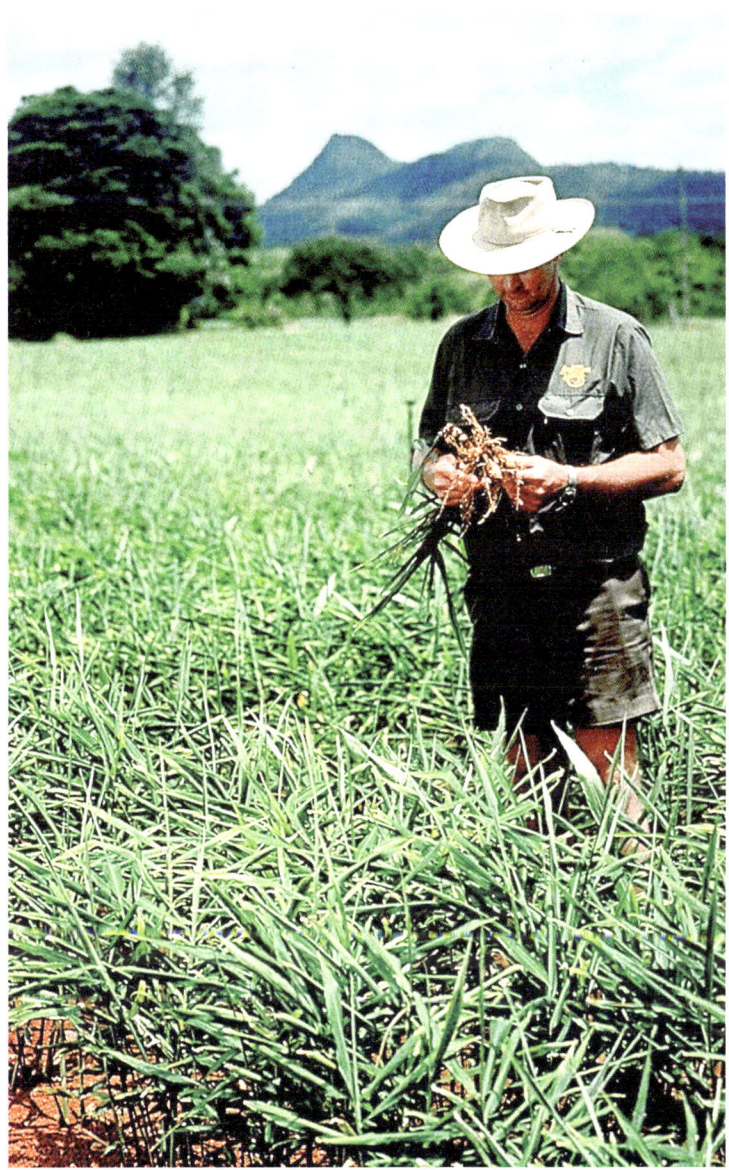

Auf rund 700 Morgen Land wird in Queensland im Nordosten Australiens Ingwer angebaut. Die Ingwerfelder tragen bis Februar eine etwa einen Meter hohe Vegetationsdecke, die grünen Pflanzen entwickeln sich aus einem golfballgroßen Stück des Rhizoms (der Wurzel unter der Erde) der Vorjahresernte.

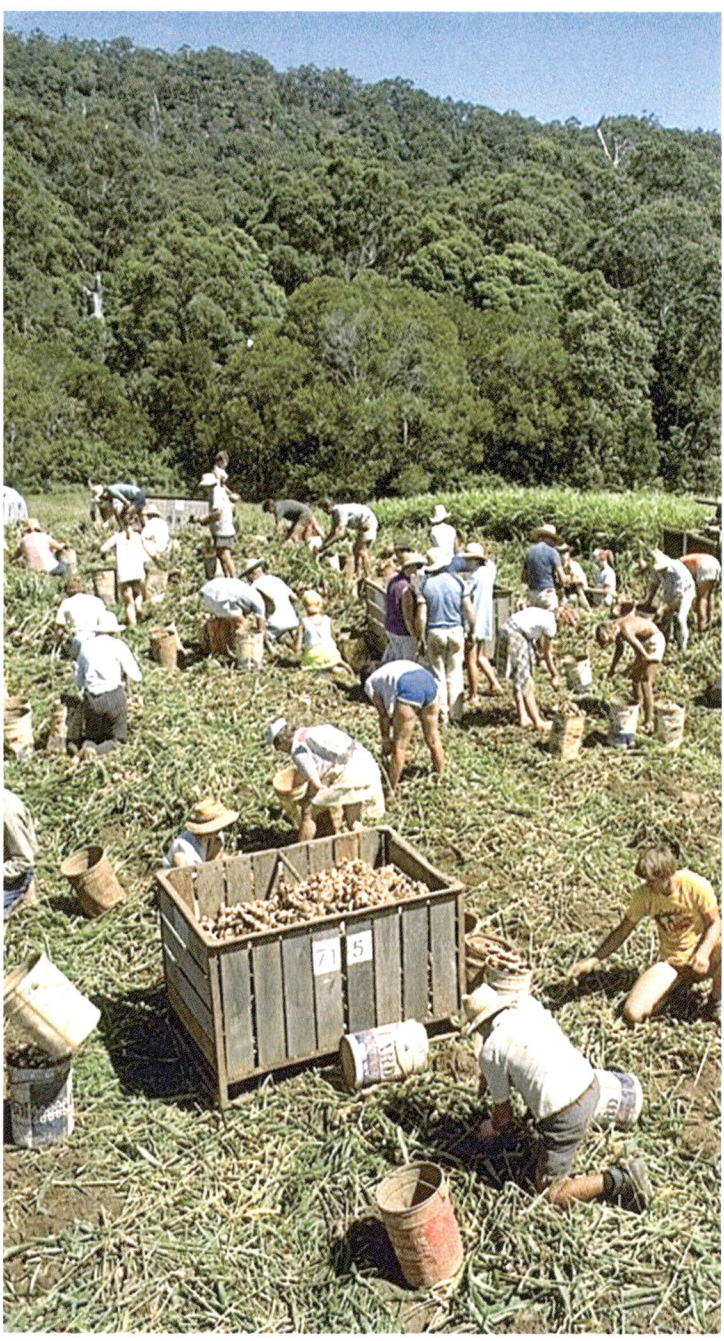

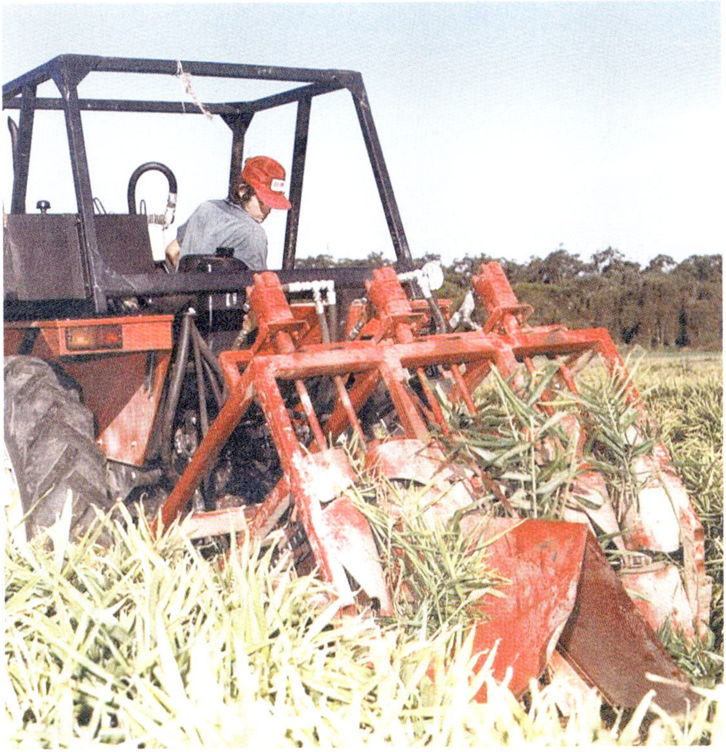

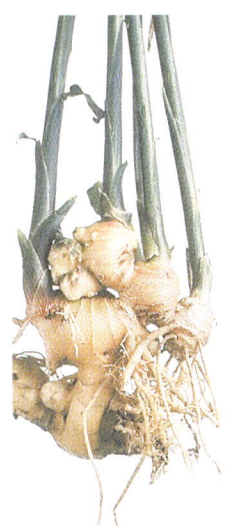

Die Ernte des häufig kontrolliert angebauten Ingwers findet in Queensland von Februar bis März statt, wenn die Wurzeln noch zart sind.

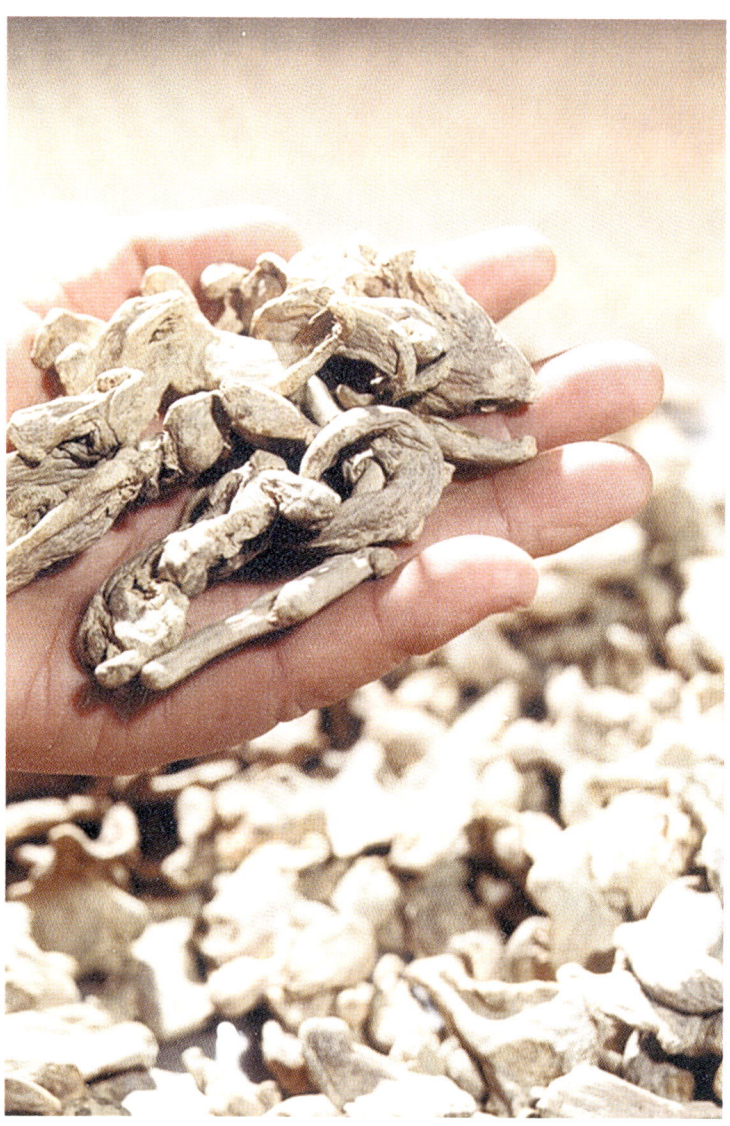

Getrockneter Ingwer. Die geerntete Wurzel wird getrocknet und schrumpft dabei, weil sie einen Großteil des in ihr enthaltenen Wassers verliert. Die getrocknete Masse wird zu Pulver vermahlen oder wieder befeuchtet, damit die ätherischen Öle extrahiert werden können.

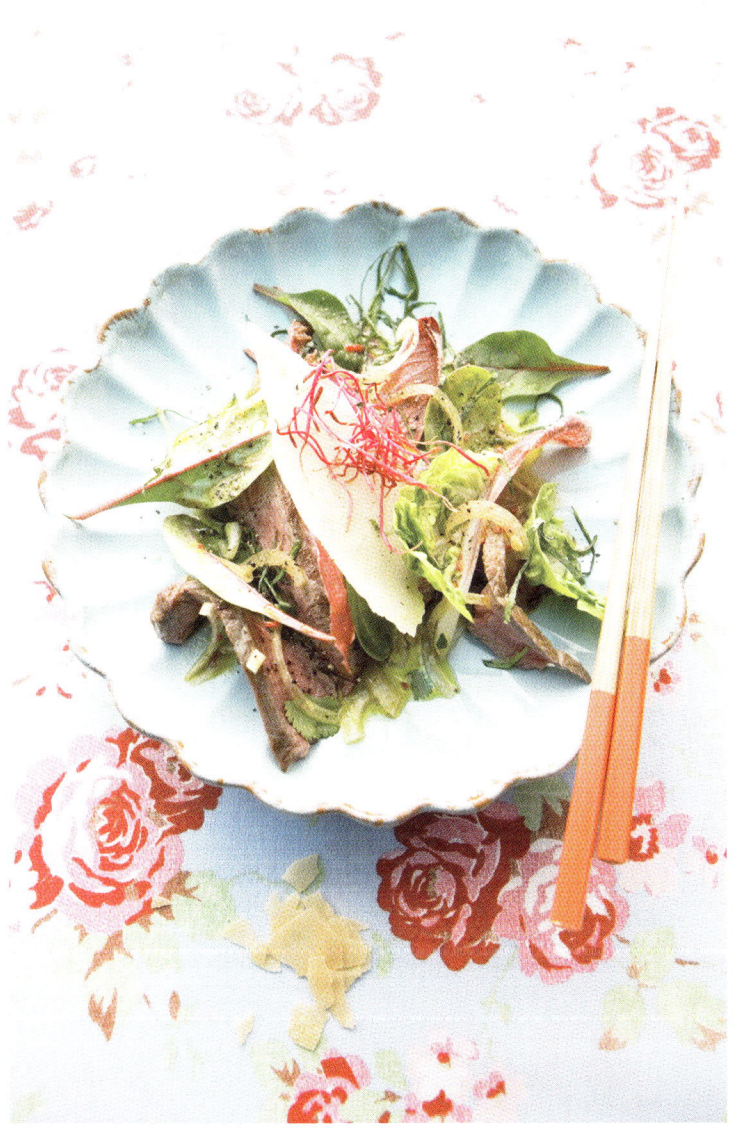

Thai-Salat mit Rinderstreifen (Rezept S. 120)

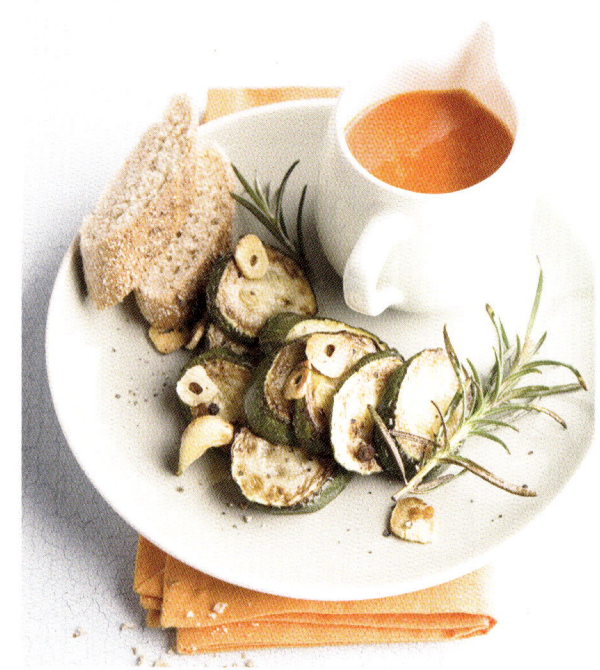

Zucchini im
Tomaten-
Ingwer-Saft
(Rezept
S. 127)

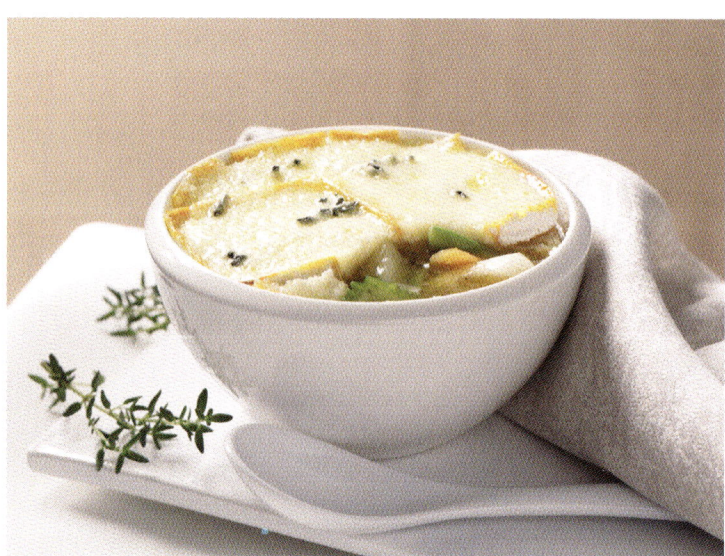

Überbackener Gemüseeintopf (Rezept S. 126)

Symptome
- Unkontrolliertes Zusammenziehen der Muskeln in Magenwänden, Zwerchfell und Bauch
- Schwindelgefühle
- Im schlimmsten Falle wird der Mageninhalt kräftig nach oben gedrückt und durch den Mund abgegeben.

Das überforderte Gehirn
Hauptauslöser der Reiseübelkeit ist das überforderte Gehirn. Befindet man sich beispielsweise im Fond eines fahrenden PKW, wo der Blick nach vorn durch Kopfstützen und die Köpfe von Fahrer und Beifahrer stark eingeschränkt ist, so nimmt man widersprüchliche Reize aus dem Seh- und Gleichgewichtsbereich wahr. Die Augen melden dem Gehirn Bewegungslosigkeit, das Innenohr mit seinem Gleichgewichtsorgan meldet hingegen Beschleunigungs- und Lageveränderungen. Das Gehirn fühlt sich durch diese widersprüchlichen Signale bedroht und veranlasst die Ausschüttung von Stresshormonen, die zu den bekannten Symptomen Kopfschmerzen, Übelkeit, Schwindel und Erbrechen führen.

Hormon im Überfluss
Die Schwangerschaftsübelkeit ist ein typisches Begleitsymptom der ersten drei Schwangerschaftsmonate. Ihre physiologische Ursache ist vermutlich das Hormon Choriongonadotropin, das für den Erhalt der Schwangerschaft nötig ist. Der Körper beginnt etwa 24 Stunden nach der Befruchtung im Eileiter mit der Produktion des Hormons. In den ersten Wochen der Schwangerschaft steigt seine Konzentration im Blut stetig an, das Maximum wird etwa zwischen der achten und zwölften Schwangerschaftswoche erreicht. Danach sinkt die Konzentration, weil die Plazenta dann schon ausgereift genug ist, um das Hormon selbst zu produzieren. Dadurch erledigen sich meistens die Übelkeitsprobleme von selbst.

Bis zum bitteren Ende

Der Auslöser des Erbrechens sitzt im unteren Teil des Hirns, und zwar in der *Medulla oblangata*. Sie ist zuständig für Schlucken, Schnaufen, Blutdruck, Atmen und eben für das Erbrechen. Sie geht beim Auslösen des Brechreizes sehr gründlich vor, das heißt, sie sorgt nicht selten dafür, dass der Magen komplett geleert wird. Dabei gehen freilich zahlreiche Mineralien und viel Wasser verloren, die schon bald wieder dem Körper zugeführt werden sollten. Außerdem brauchen die Magenwände erst einmal eine gewisse Zeit, um sich von dem Erbrechen zu erholen. Hier ist also zunächst einmal leichte Kost gefragt.

Den Stress herausnehmen

Zur Vorbeugung gegen Reiseübelkeit empfiehlt sich, dem strapazierten Gehirn den Stress zu nehmen, sich also an dem Ort aufzuhalten, wo die Bewegung am geringsten ist. Im Flugzeug ist das im Bereich der Tragflächen, im Autobus sind es die vorderen Plätze, und auf See ist es mittschiffs ruhiger als anderswo. Wer seinen Kindern auf dem Autorücksitz Reiseprobleme ersparen will, sollte möglichst ruhig und gleichmäßig fahren.

Mit Ingwer heilen

Das traditionsreiche Gewürz setzt das Erregungsniveau in den Magenwänden herab, darüber hinaus wirkt Ingwer angstlösend. Eine klinische Ingwer-Studie an Patienten, die per Drehstuhl in einen »reiseähnlichen Taumelzustand« gesetzt wurden, brachte beachtliche Erfolge. Es kann schon helfen, etwa drei Stunden vor dem Reiseantritt mit dem Knabbern von kandiertem Ingwer, Ingwerkeksen oder Ingwerschokolade zu beginnen. Essen Sie jedoch nicht mehr, als Ihnen schmeckt, denn wer zu viel von einem Gewürz isst, riskiert erst recht aufkommende Übelkeit. Unproblematischer ist das

Zubereiten einer Quarkspeise, eines Reisgerichts oder eines Obstsalats mit Ingwer, da hier der Geschmack der Würzknolle in den Hintergrund tritt. Vorschläge dazu finden Sie im Kapitel 10 (»Ingwer in der Küche«), der Verzehr sollte etwa zwei Stunden vor Reiseantritt erfolgen.

Bewährte Ingwerpräparate gegen Reiseübelkeit sind *Zintona Kapseln*, aber auch *IngwerVen*, das gleichzeitig vor der berüchtigten Reisethrombose bei Langstreckenflügen schützt. Die Dosierung richtet sich nach der Packungsbeilage.

Schwangere mit Hang zur Übelkeit können in ihrem Speiseplan generell den Ingweranteil erhöhen. Auch hierzu sei auf Kapitel 10 verwiesen. Die Tagesdosis sollte laut den Ergebnissen einer australischen Studie bei etwa einem Gramm Ingwer liegen.

Hilfreiche Akupressur

Das ist ein Mittel aus der Chinesischen Medizin, die einen großen Erfahrungsschatz in der Behandlung von Reiseübelkeit hat, da die Chinesen dafür besonders anfällig sind. Die Anwendung: Beugen Sie das Handgelenk, sodass man deutlich die zwei scharfkantigen Sehnen sehen kann, die vom Unterarm in die Hand führen. Auf diesen beiden Sehnen wandern Sie nun zwei Daumen breit in Richtung Ellenbeuge. Dort liegt der sogenannte Neiguan-Punkt. Der wird dann mit den Fingerspitzen der anderen Hand für ein bis zwei Minuten massiert. Erst rechts, dann links, und mit einem Druck, der deutlich zu spüren, aber nicht schmerzhaft ist.

Nach dem Erbrechen: Leichte Kost

Nach dem Erbrechen sollte alles vermieden werden, was den Magen-Darm-Trakt über Gebühr beanspruchen könnte. Also zunächst einmal wenig Fett, wenig Eiweiß, wenig Zusatzstoffe (also keine Lebensmittel aus der Konserve) und keine anregende Substanzen (wie z. B. Koffein und Gewürze wie Pfeffer, Paprika oder Curry).

Gefragt sind zunächst einmal Kohlenhydrate, Wasser und Mineralien. Zu Großmutters Zeiten gab man den kleinen und großen

Patienten nach dem Erbrechen erst einmal stilles Mineralwasser zum Trinken und zum Essen eine Portion Götterspeise. Das war durchaus sinnvoll! Denn das Gelatine-Dessert enthält viele Kohlenhydrate und Mineralien (mit Ausnahme von Natrium und Kupfer), wird leicht vertragen – und schmeckt!

Die Magenwände nicht reizen!
Unmittelbar nach einer Brechattacke, aber auch zur Vorbeuge bei starker Neigung zum Erbrechen heißt es zunächst einmal, alles zu meiden, was die Magenschleimhaut reizen könnte. Hierzu gehören natürlich Kaffee und Alkohol. Absolut tabu sind Cola-Getränke, da sie neben dem Koffein auch noch andere Substanzen enthalten, die den Magen reizen. Ebenfalls auf der Negativliste stehen:

● Zitrusfrüchte
● Zitrussäfte
● anregende Gewürze
● rohe Zwiebeln
● Kohl
● Hülsenfrüchte
● frittierte und stark fettende Speisen
● Sahne-, Käse- und andere fettreiche Kuchensorten.

Balsam für den gereizten Magen
Wenn sich der Magen erbrochen hat, sollte man ihm Gutes tun. Dazu eignen sich Nahrungsmittel wie

● Zwieback
● Haferschleim
● Milchbrei
● Kompott
● trockenes Brot (hier ausnahmsweise dem Weißbrot den Vorzug vor Vollkornprodukten geben!).

Symptome

Beim Reizdarm handelt es sich um eine Funktionsstörung der Darmmuskeln, die Symptome können sehr unterschiedlich sein, vom Durchfall bis zur Verstopfung. Wichtig ist, dass von ärztlicher Seite eine schwerwiegende Erkrankung, wie Morbus Crohn oder Colitis, ausgeschlossen wird.

Viele mögliche Ursachen

Die Fahndung nach den Ursachen des Reizdarm-Syndroms fällt schwer. Da der Darm und seine Muskeln ja mit einem dichten Nervengeflecht – einige Wissenschaftler sprechen sogar von einem »Darmhirn« – durchzogen sind, kommen natürlich erst einmal nervliche Komponenten in Frage. Und damit auch Gifte, die sich auf die Nerven auswirken, wie etwa Nikotin und Koffein. Doch diese Spur scheint eher eine Sackgasse zu sein. Wer hofft, sein Reizdarm-Problem mit dem Verzicht auf diese Genussgifte in den Griff zu bekommen, ist auf dem Holzweg: Forscher des Universitäts-Hospitals Utrecht fanden nämlich keinerlei Zusammenhänge zwischen dem Reizdarm-Syndrom und dem Konsum von Kaffee und Zigaretten. Im Gegenteil: Bei Ex-Rauchern zeigten sich Völlegefühl und Verstopfung sogar häufiger als beim unbekehrbaren Nikotinkonsumenten. So sinnvoll der Tabakverzicht also auch insgesamt sein mag – im Hinblick auf Reizdarm und Verstopfung bewirkt er eher das Gegenteil von dem, was erwünscht ist. Und der Koffeinverzicht ist zwar nicht kontraproduktiv, dafür aber sinnlos: Wer am Reizdarm leidet, muss nicht auf seine morgendliche Tasse Kaffee verzichten.

Wichtiger ist es, die psychischen Aspekte der Erkrankung einzubeziehen. Denn wenn Organe dicht mit Nerven durchzogen sind, haben sie auch enge Beziehungen zu psychischen Vorgängen. So wissen Psychosomatiker mittlerweile, dass aggressive Emotionen bei Reizdarm-Patienten oft zu einer Spannungszunahme, Trauergefühle überdurchschnittlich häufig zu einem akuten Spannungsverlust in den Dickdarmmuskeln führen. Negative Gefühle schlagen also bei ihnen besonders stark auf den Darm, und dies bedeutet für die Therapie, dass sie sich entweder weniger von Gefühlen wie Resignation und Wut leiten lassen sollten oder aber lernen müssen, besser mit solchen Empfindungen umzugehen.

Mit Ingwer heilen
Ingwer baut nachweislich die Erregungszustände in den Darmmuskeln ab, indem er dort in den Neurotransmitterhaushalt eingreift. Die Anwendung: Erhöhung Sie den Ingweranteil auf Ihrem Speisezettel auf etwa 1 g pro Tag. Wer Durchfall hat, sollte am Nachmittag regelmäßig ein Stückchen Ingwer-Schokolade essen. Wer unter Verstopfung leidet, sollte freilich keine Schokolade essen, sondern lieber Ingwer-Kekse oder kandierten Ingwer knabbern. Eine Alternative ist auch, ein Likörglas Ingwer-Sirup pro Tag zu trinken. Seine Zubereitung finden Sie in Kapitel 6 (»Die Zubereitungsformen«).

Falls Sie immer wieder mit Blähungen zu tun haben, empfiehlt sich die Zubereitung von Ingwer-Kümmel-Essig. Dazu brauchen Sie 30 g Kümmelsamen und 30 g frischen, fein gehackten Ingwer sowie 500 ml Weinessig. Vermischen Sie diese Zutaten in einer Flasche, dann lassen Sie das Ganze 2 Wochen lang gut verschlossen bei Raumtemperatur ziehen. Danach die Kräuter durch einen Filter abseihen. Trinken Sie von diesem Essig regelmäßig ein Likörglas zu den Mahlzeiten.

RÜCKENSCHMERZEN

Symptome
- chronische oder akute Schmerzen im gesamten Rückenbereich
- Hexenschuss: Die Schmerzen schießen regelrecht ins Kreuz hinein, blockieren die Lendenwirbelsäule.
- »Ischias«: Der Schmerz zieht in die Beine hinein.

Ursachen

Etwa 30 Prozent der Bevölkerung leiden in Deutschland unter Rückenschmerzen, die daraus entstehenden Kosten für Behandlung und Krankengeld belaufen sich auf fast 20 Milliarden Euro pro Jahr. Eine echte Volkserkrankung also, deren Bild jedoch immer noch von Vorurteilen geprägt wird.

Schon das gängige Verständnis von den physiologischen Ursachen der Rückenschmerzen ist überholungsbedürftig. Denn hier bemühen Ärzte immer noch gern das Bild vom »Verschleiß«, wonach sich die Bandscheiben zwischen den Wirbelkörpern im Laufe der Jahre immer weiter abnutzen, bis es am Ende zu Schmerzen kommt. Ein überholtes Bild, denn Befund und Befinden stimmen hier nur selten überein. Die mittels Röntgen, Computertomografie oder Kernspinfotografie »geschossenen« Bilder zeigen nämlich degenerative Wirbelsäulenveränderungen bei über 30 Prozent der Patienten, obwohl diese überhaupt keine Beschwerden haben. Mit anderen Worten: Der Wirbelsäulenverschleiß mag wohl als alltäglicher und weit verbreiteter Alterungsprozess unleugbar sein, doch zur Erklärung von Rückenschmerzen taugt er nur wenig. Vielmehr scheinen nach neusten Untersuchungen Rückenbeschwerden vor allem in muskulären Verspannungen begründet zu sein, und die kommen entweder durch Bewegungsmangel, oder aber – bei Sportlern – durch einseitige oder falsch ausgeführte Bewegungsabläufe zustande. Ein weiterer wichtiger Entstehungsfaktor ist die Psyche.

Psychische Hintergründe

Eine Untersuchung der Universität Halle ergab, dass sich unter Rückenpatienten besonders viele »fröhliche und depressive Durchhalter« befinden. Darunter versteht die medizinische Psychologie Menschen, die Probleme – und auch Schmerzen – gerne verdrängen. Während der »fröhliche Durchhalter« seinen Kummer mit vordergründiger Locker- und Glückseligkeit überspielt, neigen die »depressiven Durchhalter« zu Fatalismus nach dem Motto: Was soll man schon machen, dagegen kann man ohnehin nichts ausrichten.

Bloß keine Ruhe!

Bettruhe ist bei Rückenschmerzen, auch bei akuten Vorfällen wie etwa Ischias und Hexenschuss, genau das Falsche. Schonung verlängert vielmehr den Krankheitsverlauf. Besser ist es, so weit wie möglich aktiv zu bleiben, um die natürlichen Heilprozesse an der Wirbelsäule zu unterstützen. Eine finnische Studie dokumentiert, dass langfristig diejenigen Rückenpatienten den besten Krankheitsverlauf zeigen, die trotz der Schmerzen ihren gewohnten Alltagsgeschäften nachgehen. Am schlechtesten ging es in dieser Untersuchung den Patienten, denen völlige Schonung und Bettruhe verordnet wurde.

Heilen mit Ingwer

Ähnlich wie bei Pfeffer führen die Ingwer-Scharfstoffe bei Hautkontakt zu einer vermehrten Ausschüttung der Substanz P, die als Signalübermittler zwischen den Schmerzfühlern und dem zentralen Nervensystem fungiert. Dies führt dazu, dass die Nervenfasern zwischen Schmerzfühler und Zentralem Nervensystem nicht nur ihre Substanz-P-Speicher entleeren, sondern diese auch nicht mehr neu gefüllt werden. Die Folge: Es kommt zu einem Mangel an Substanz P, der Schmerzübermittlung wird regelrecht der Saft abgedreht. Die Schmerzfühler werden desensibilisiert, das Schmerzempfinden wird über mehrere Tage hinweg deutlich verringert.

Gleichzeitig kommt es zu einer Steigerung der Durchblutung, die den Zellstoffwechsel fördert und Schadstoffe aus dem Gewebe abzutransportieren hilft. Die Anwendung erfolgt am besten über Auflagen oder Ingwer-Creme (ihre Zubereitung findet man in Kapitel 6). Die Creme sollte mindestens dreimal täglich aufgetragen. Bei der Auflage reichen ein- bis zweimal täglich jeweils 15 bis 20 Minuten.

Symptome

Heftige Wadenschmerzen nach dem Gehen, besonders nach dem Treppensteigen und bei Kälte. Die Schmerzen zwingen zum Stehenbleiben – daher der Name »Schaufensterkrankheit«: Die Patienten warten vor den Schaufenstern, bis die Schmerzen verschwunden sind.

Ursachen der Schaufensterkrankheit sind Durchblutungsstörungen aufgrund von Entzündungen in den Beinarterien, die sich im schlimmsten Falle durch Blutgerinnsel sogar komplett verschließen können (»Arterielle Verschlusskrankheit«). Hauptrisikofaktoren sind

- Rauchen (Nikotin wirkt gefäßverengend)
- Bluthochdruck (sorgt für Verletzungen und Verdickungen an den Blutgefäßwänden)
- Bewegungsmangel (verringert die Leistungsfähigkeit der Arterien)
- Übergewicht (erhöht den physikalischen Druck auf die Arterien)

Männer trifft es häufiger!

Die Schaufensterkrankheit trifft etwa doppelt so viele Männer wie Frauen. Der Grund: Bis zu den Wechseljahren werden die weiblichen Blutgefäße durch das Hormon Östrogen vor Verkalkungen und Entzündungen geschützt. Außerdem finden sich unter den Männern mehr Übergewichtige und Raucher.

Go and Stretch!

Gehen Sie mit 60 bis 90 Schritten pro Minute so lange spazieren, bis die Schmerzen Sie zum Stehenbleiben zwingen. Dann warten Sie eine Weile und versuchen Sie, die Waden zu dehnen, indem Sie das gestreckte Bein etwas nach hinten führen und versuchen, die Ferse auf den Boden zu setzen. Erst links, dann rechts. Nach Abklingen der Schmerzen gehen Sie wieder los. Der Wechsel von Bewegung und Dehnung trainiert die Blutgefäße und sorgt für ein dichteres Adernetz in den Muskeln. Wiederholen Sie das Go-and-Stretch-Training mehrmals am Tag!

Mit Ingwer heilen

Ingwer verbessert den Blutfluss und verringert die Gerinnungsneigung. Seine Scharfstoffe wirken außerdem entzündungshemmend. Die Anwendung erfolgt am besten innerlich *und* äußerlich. Würzen Sie also Ihre Speisen immer wieder mit Ingwer. Zur äußerlichen Anwendung eignet sich Ingweröl (Zubereitung siehe Kapitel 6). Verreiben Sie das Öl mindestens dreimal täglich auf den Beinen. Nicht zu fest einmassieren, denn dies könnte zu starker Wärmeentwicklung führen – ob die bei Durchblutungsstörungen in den Beinen hilft, ist umstritten. Wärme entspannt zwar die verspannten Beinmuskeln und Blutgefäße, erhöht dort aber gleichzeitig den Sauerstoffverbrauch. Von Wärmflaschen, Heizkissen, Fußwechselbädern oder warmen Schenkelgüssen im fortgeschrittenen Stadium der Krankheit ist daher abzusehen.

Wer mit Ingwer Geschmacksprobleme hat und daher nicht auf die notwendigen Dosierungen (mindestens ein Gramm Ingwerpulver pro Tag) kommt, kann auf ein Präparat (*IngwerVen*) aus der Apotheke ausweichen.

SPANNUNGSKOPFSCHMERZEN

Symptome

Der Spannungskopfschmerz zeigt sich durch ziehende oder drückende Schmerzen, die im Unterschied zur Migräne beide Seiten des Kopfes befallen und von vielen Patienten mit einem Schraubstock verglichen werden, der um ihren Kopf angelegt wurde. Oft ziehen die Schmerzen vom Nacken in Richtung Kopf.

Ursachen

Ausgelöst werden Spannungskopfschmerzen durch Muskelverspannungen, und die kommen wiederum meistens von übermäßigem Stress, aber auch durch Kältereize (etwa infolge von Durchzug oder Klimaanlagen), grelles Licht (beispielsweise durch Schweißarbeiten oder Arbeiten im Fotostudio), Flimmerlicht (durch schlecht eingestellte Computerbildschirme oder flackernde Neonröhren) und durchdringenden Lärm (durch Großraumbüros oder laute Maschinen).

Haltung annehmen!

Neben Entspannungsübungen sollten im Arbeitsalltag Haltungskorrekturen vorgenommen werden, um die Muskeln im Nacken- und Kopfbereich vor einseitigen Belastungen zu schützen. So sollte man während körperlich monotoner Arbeiten häufiger eine Pause einlegen, und wenn aufgrund übermäßiger Konzentration die Pause immer wieder vergessen wird, einen Zeitgeber einsetzen, der nach einer festgelegten Zeit – beispielsweise nach einer Stunde – ein Signal gibt. Darüber hinaus empfiehlt sich – auch wenn er teuer ist und er nicht vom Arbeitgeber bezahlt wird – die Anschaffung eines Stuhles mit dynamischer Rückenlehne und bei Arbeiten über Kopf die Benutzung einer Leiter oder eines Hockers. Bei notwendigen Drehbewegungen ist es besser, sich mit dem ganzen Körper zu drehen und abrupte Bewegungen des Kopfes zu vermeiden.

Automatische Ausgleichsreaktionen des Körpers wie etwa Gähnen, Zukneifen der Augen, Stirnrunzeln sowie Streck- und Reckbewegungen des Körpers sollten nicht aufgrund falsch verstandener Disziplin unterdrückt, sondern bewusst zugelassen werden. Wer schließlich beruflich häufiger anderen Menschen gegenübersitzen muss, kann mit dem richtigen »Gesprächswinkel« wirksame Kopfschmerzprophylaxe betreiben. Der Besucher wird nicht frontal gegenüber platziert, sondern im 90-Grad-Winkel am Schreibtischrand. So wird die mimische Muskulatur entlastet, und die Halsmuskulatur erhält durch abwechselnde Rotationsbewegungen die Chance, sich zu entspannen.

Mit Ingwer heilen

Ingwer hemmt nicht nur bestimmte Schmerz auslösende Substanzen, er wirkt auch Angst lösend und entspannend. Gut bewährt hat sich eine klassische Mischung der Traditionellen Chinesischen Medizin. Dazu wird Ingwer mit chinesischer Jujube und Ginseng vermischt und zu einem Dekokt verarbeitet. Die Zubereitung und genaue Dosierung finden Sie in Kapitel 7 (»Mit anderen Heilpflanzen kombinieren«).

Für Spannungskopfschmerzen gibt es zudem noch eine praktische »Spezial-Variante« der Ingwer-Medizin: Besorgen sie sich ein Stirnband, wie man es in jedem Sportartikelgeschäft bekommt. Dann wickeln Sie es um den Kopf, um schließlich ein paar frisch geschnittene Ingwerscheiben darunterzustopfen. Dauer der Anwendung: 10 bis 20 Minuten. Dies kann man getrost drei Mal pro Tag wiederholen.

VENENERKRANKUNGEN

Symptome

Die Beine sind geschwollen und fühlen sich schwer an, bei oberflächlichen Venen zeigt sich eine Rötung und Entzündung der Haut. Typisch ist das Brennen in den Beinen, vor allem nach längerem Stehen. In schweren Fällen führt die Venenentzündung zu offenen Unterschenkelgeschwüren (*Ulcus cruris*).

Ursachen

Die bisherige medizinische Lehrmeinung lautet, dass Venenerkrankungen überwiegend physikalisch bedingt sind und durch eine Überfüllung des Venensystems in den Beinen hervorgerufen werden. Doch diese Erklärung reicht nicht mehr aus. Nach heutiger wissenschaftlicher Erkenntnis müssen bei Venenerkrankungen auch die aktiven Leistungen der Gefäßwand selbst betrachtet werden. Sie kontrolliert normalerweise den Stoffaustausch zwischen dem venösen Blut und dem umliegenden Gewebe, doch sie ist überaus anfällig für Gifte, Infekte und andere störende Einflüsse, und dadurch wird sie immer wieder durch Zellen des Immunsystems attackiert. Es kommt zu Entzündungen und Schädigungen, die Kontrollfunktionen der Gefäßwand werden stark eingeschränkt. Die Folge: Der Stoffaustausch gerät aus dem Gleichgewicht, aus dem venösen Blut wird Wasser ins umliegende Gewebe gedrückt, die Fließeigenschaft des Blutes derart nachteilig beeinflusst, dass schließlich auch die großen Venen Probleme haben, es abzutransportieren.

Ändern Sie Ihren Lebensstil!

Wer in seinem Beruf lange sitzen und stehen muss, sollte für häufige Unterbrechungen dieser Positionen sorgen und beim Sitzen die Beine nicht übereinanderschlagen. Die Schuhe dürfen keine Stöckelabsätze haben, außerdem empfiehlt es sich, Wärme an den Beinen zu meiden, kalt zu duschen und täglich im Kneipp'schen Sinne Wasser zu treten. Das funktioniert auch in Dusch- und Badewannen: Kaltes Wasser bis zur Wadenhöhe einlaufen lassen, anschließend im Storchengang 1 bis 6 Minuten im Wasser spazieren gehen, wobei ein Bein immer komplett aus dem Wasser gezogen wird. Damit der Storchengänger nicht ins Straucheln kommt, sollte der Wannenboden mit einer rutschfesten Unterlage gesichert sein. Im direkten Anschluss an die Übungen verpackt man die Füße in warme Socken.

Mit Ingwer heilen

Ingwer ist ein wirksamer »Blutverdünner« und »Blutflussverbesserer«. Das heißt, er beschränkt die Bildung von Thromboxan, sodass die Blutplättchen weniger Neigung verspüren, die Blutgerinnung schon bei geringen Anlässen einzuleiten. So sinkt das Risiko von Blutstauungen. Zudem hemmt Ingwer die für Venenerkrankungen typischen Entzündungsprozesse in den Gefäßwänden.

In den Apotheken gibt es ein spezielles Ingwer-Präparat gegen Venenerkrankungen, es heißt *IngwerVen*. Die Dosierung richtet sich nach der Packungsbeilage. Es reicht aber auch, durch entsprechende Mahlzeiten den Ingwer-Verzehr auf ein Gramm pro Tag hochzuschrauben. Entsprechende Vorschläge finden sich im Rezeptteil (Kapitel 10).

Ringelblume heilt Geschwüre
Calendula (Ringelblume) gehört zu den Heilpflanzenklassikern bei Venenerkrankungen. Jüngere Untersuchungen bestätigen diese Einschätzung. Demnach hemmt Calendula die Entzündungen und die Ausbildung von Wasseransammlungen. Darüber hinaus verbessert sie die Fließeigenschaft des Blutes, die schmerzhafte Spannung des Hautgewebes – auch bei bereits offenen Unterschenkelgeschwüren – lässt deutlich nach.

Ein Test an Patienten mit Krampfadern, Venenentzündungen und Unterschenkelgeschwüren ergab, dass Ringelblumensalbe in 75 % der Fälle das Schweregefühl in den Beinen und in 87 % die Entzündungen verschwinden ließ. 96 % der Patienten beurteilten den Heilungserfolg insgesamt als »gut« oder »sehr gut«.

Am besten hilft Calendulasalbe auf Schweineschmalzbasis aus der Apotheke, da sie auch in tiefere Hautzonen eindringt. Verteilen Sie die Salbe mehrmals täglich auf den betroffenen Stellen, zur Nacht decken Sie die Stellen mit einem Mulltuch ab.

WETTERFÜHLIGKEIT

Symptome
Die Symptome können beim einzelnen Menschen sehr unterschiedlich sein. Sie reichen von Abgeschlagen- und Gereiztheit über Kopf- und Narbenschmerzen bis zu Schlafstörungen und Übelkeit.

Über 20 % der Menschen in Deutschland leiden an Wetterfühligkeit, weitere 35 % halten ihre wetterbezogenen Beschwerden zumindest für lästig. Besonders schlimm ist es im Norden, wo sich fast zwei Drittel als wetterfühlig sehen. Dafür leiden im Süden etwa 30 % an Föhnbeschwerden.

Viele Ursachen

Noch ist nicht endgültig geklärt, auf welche Weise das Wetter biologisch unser Wohlbefinden beeinträchtigt. Als gesichert gilt, dass Menschen mit zu hohem oder zu niedrigem Blutdruck, aber auch Herzinfarkt- und Schlaganfallpatienten vor allem unter Sturmtiefs und Nieselregen leiden. Wer schlecht schläft oder Probleme mit der Konzentrationsfähigkeit hat, reagiert empfindlich auf Warmfronten. Bei Menschen mit bereits verheilten Verletzungen oder amputierten Gliedmaßen rebelliert der Körper, wenn ein Kälte- oder Feuchtigkeitsschub kommt. Letzteres lässt sich möglicherweise dadurch erklären, dass die elektromagnetischen Wellen von Gewittern und herannahenden Tiefdruckfronten unsere Hirnaktivitäten beeinflussen und entzündliche Vorgänge im Körper verstärken können.

Föhnfühlige Menschen neigen stärker als andere zu Störungen im Hormon- und Mineralienhaushalt. Unklar ist aber weiterhin, warum bestimmte Menschen auf den Föhn mit Müdigkeit und Apathie reagieren, während andere eher umgekehrt reagieren, also mit Unrast, Reizbarkeit und Muskelzittern.

Akupressur
Sie hilft, Ermüdungen und Verspannungen zu vertreiben. Es gibt für die Wetterfühligkeit vier Akupressurpunkte, die man in beliebiger Reihenfolge bearbeiten kann. Wichtig ist, nicht nur dann zu massieren, wenn man sich schlecht fühlt, sondern auch dann, wenn

es keine Beschwerden gibt, um Beschwerden bei möglichen Wetterumschwüngen vorzubeugen:

- Der erste Punkt liegt rechts am Oberbauch, eine Handbreit unterhalb der untersten Rippe. Drücken Sie hier immer wieder mit 3 Fingern, und zwar innerhalb von 3 Minuten zehnmal hintereinander.
- Für den zweiten Punkt ballen Sie die rechte Faust und streichen damit fünfmal leicht über die Innenfläche der linken Hand, in Richtung Herz. Danach fährt man mit der linken Faust ebenso sanft über die rechte Handfläche.
- Auch recht und links im Nacken, direkt neben der Wirbelsäule, liegen 2 »Wetterpunkte«. Hier drückt man mit Daumen und 3 Fingern kräftig auf die Muskelstränge, dabei wird die Haut hin- und hergeschoben.
- Der letzte Punkt liegt etwas oberhalb der beiden äußeren Fußknöchel. Am besten tasten Sie den Bereich behutsam ab, bis Sie eine druckempfindliche Stelle entdecken. Hier müssen Sie dann kurz den Daumen anpressen.

Mit Ingwer heilen
Die Hauptwirkstoffe der Ingwerwurzel sind die Gingerole, die als Gegenspieler zum menschlichen Botenstoff Serotonin arbeiten. Entgleisungen im Haushalt dieses Hormons gelten als mögliche Auslöser für Verdauungsbeschwerden, Stimmungsschwankungen, Kopfschmerzen und Abgeschlagenheit – und der Serotoninhaushalt reagiert sensibel auf Wetterumschwünge und Föhn.

Zur Anwendung von Ingwer kann man dessen zermahlene Wurzeln mit einer Tasse kochendem Wasser aufbrühen, 5 Minuten zugedeckt ziehen lassen und anschließend abseihen. Der Teeaufguss ist allerdings nichts für empfindliche Gaumen. Unproblematischer sind da sicherlich entsprechende Präparate (*Fövysatum Bürger Tropfen*) aus der Apotheke. Aber auch das Knabbern von Ingwerkeksen, kandiertem Ingwer oder Ingwerschokolade kann bei Wetter- und Föhnbeschwerden hilfreich sein.

Nicht zu viel schlafen!
Immer wieder hört man die Empfehlung, bei Wetterumschwüngen möglichst viel zu schlafen. Doch das bringt wenig: Wer den Schlaf künstlich in die Länge zieht, riskiert, dass er sich noch erschöpfter und abgeschlagener fühlt. Außerdem verstärken Schlaf-Überdosierungen die Neigung zur Depression, nicht umsonst wird der Schlafentzug – quasi als Umkehrungsstrategie – von Psychiatern in der Behandlung von Depressionen eingesetzt. Also: Schlafen Sie nur dann, wenn Sie wirklich müde sind.

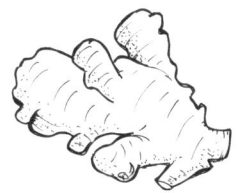

DIE ANTI-AGING-WURZEL:
INGWER FÜR DIE SCHÖNHEIT

Ingwer wird schon sehr lange zur Schönheitspflege von Haut und Haaren eingesetzt. Seine Vorteile:

- Er stimuliert die Neubildung von Hautzellen. Die Haut bleibt dadurch länger jung.
- Er wirkt entzündungshemmend, eignet sich daher vor allem für empfindliche und leicht reizbare Haut.
- Als sogenanntes Emolliens verhindert er Hautverhärtungen, die Haut bleibt weich und geschmeidig.
- Er verbessert die Durchblutung und dadurch die Spannung der Haut sowie die Wachstumsbedingungen für die Haare.

Nichtsdestoweniger kann Ingwer die vielen »Hautfehler« in unserem Alltag nicht ungeschehen machen. Wer eine schöne und gesunde Haut möchte, muss seinen Lebensstil den Bedürfnissen seiner Haut anpassen. Dazu gehört, das Rauchen aufzugeben. Denn Nikotin und die anderen Schadstoffe des Zigarettenqualms sorgen für schlechte Stoffwechsel- und Durchblutungszustände in der Haut. Außerdem provoziert das ständige Ziehen an der Zigarette die Bildung von Falten am Mund.

Ebenfalls ungünstig für die Haut sind größere Mengen Alkohol. Sie treiben Wasser in die Gesichtshaut und quellen sie auf. Danach wird das Wasser wieder abgezogen, und die Haut fällt regelrecht in sich zusammen. Geringe Alkoholmengen (etwa vier Gläser Bier oder zwei Gläser Wein pro Tag) schaden der Haut jedoch nicht.

Auch die Ernährung spielt beim Aussehen der Haut eine wichtige Rolle. Ungünstig sind ausgelaugtes Dosengemüse, Schnellgerichte aus der Imbissbude sowie Cola, Limonade und Süßigkeiten. Sie boykottieren die Verdauung im Darm, sodass nur noch wenige Biostoffe zur Haut gelangen können. Besser ist frisches Gemüse und Obst. Ananas enthält sogar ein spezielles Enzym, das die Einlagerung von faltenbildenden Klümpchen im Hautgewebe verhindert.

Ingwer-Lotion für entzündliche Haut
Zutaten:
250 ml Wasser
2 EL zerstoßene Ingwerwurzeln
250 ml Buttermilch

Das Wasser aufkochen und danach auf die Ingwerwurzel gießen. 5 Minuten lang ziehen lassen, schließlich absehen. Vermischen Sie dann den Tee mit der Buttermilch.

Lotionen aus Ingwertee empfehlen sich besonders zur Hautpflege nach Sonnenbädern. Ihr Effekt: Sie kühlen, außerdem speichern sie Wasser in der Haut und befreien sie von freien Radikalen, bei drohendem Sonnenbrand wirken sie entzündungshemmend. Lotionen halten sich im Kühlschrank etwa 48 Stunden.

Salbei-Ingwer-Gesichtswasser
für Mischhaut und leicht fettende Haut
Zutaten:
1 gestrichenen EL zerstoßene Ingwerwurzeln
100 ml destilliertes Wasser
20 ml Alkohol (70 %)
2 Tropfen Salbeiöl (aus der Apotheke)

Die Ingwerwurzeln mit kochendem Wasser übergießen, 10 Minuten zugedeckt ziehen lassen, absehen und abkühlen lassen. Dann den Aufguss mit Alkohol und Salbeiöl in einer Flasche vermischen und gut durchschütteln.

Kräutergesichtswasser, Typ »Ingwer-Rose«

Zutaten:

für den Tee:

1 gestrichener EL zerstoßene Ingwerwurzeln
200 ml kochendes Wasser

für das Gesichtswasser:

30 ml Ingwertee
50 ml Rosenwasser
50 ml Orangenblütenwasser

Der Ingwertee wird wie folgt zubereitet: 1 gestrichenen EL der zerstoßenen Wurzeln mit 200 ml kochendem Wasser überbrühen, 10 Minuten zugedeckt ziehen lassen, danach abseihen.

Anschließend den Tee mit den anderen Zutaten vermischen und in eine Flasche füllen.

Dieses Gesichtswasser ist mild, besonders geeignet für empfindliche und trockene Haut. Es erfrischt und eignet sich nach einer Grundreinigung mit Öl, Creme oder Milch zur Nachreinigung. Männer können es als Rasierwasser nehmen.

Gesichtswasser für heiße und schwüle Tage

Zutaten:

100 ml Apfelessig
1 EL getrocknete Pfefferminzblätter
1 EL geschnittene Ingwerwurzeln

Eine erfrischende Lotion für drückende Sommertage.

Gießen Sie den Essig auf die Pfefferminzblätter und Ingwerwurzeln. 2 Wochen gut verschlossen bei Raumtemperatur ziehen lassen, danach abseihen.

Bei Bedarf mit einem Wattebausch auf die Haut tupfen. Und wenn es besonders heiß ist, hilft eine Gesichtsauflage. Einfach ein Leinentuch mit der Ingwer-Pfefferminze-Lotion befeuchten und für 10 Minuten auf das Gesicht legen. Diese Auflage hilft übrigens auch bei Spannungskopfschmerzen.

Kräuterlotion für empfindliche Haut
Zutaten:
1 EL Kamillenblüten
1 EL geschnittene Ingwerwurzeln
1 EL Stiefmütterchenkraut
1 EL Ringelblumenblüten
30 ml Alkohol (70 %)
100 ml destilliertes Wasser
30 ml Rosenwasser

Die getrockneten Kräuter werden gemischt und mit dem Alkohol und dem Wasser übergossen. 48 Stunden stehen lassen, dann abseihen. Geben Sie dazu die Mischung zuerst in ein feines Haarsieb, drücken Sie anschließend den Kräuterrest sorgfältig aus. Dann den Auszug noch einmal durch ein Leinentuch abseihen.

Dem klar gefilterten Auszug das Rosenwasser zugeben, das Ganze in eine dunkle Flasche füllen und noch einmal kräftig durchschütteln.

Die Kräuterlotion riecht überaus angenehm und wirkt beruhigend und erfrischend. Sie wird am besten zur Nachreinigung im Anschluss an eine Creme-, Öl- oder Milchreinigung eingesetzt. Tauchen Sie einen Wattebausch in die Lotion und reiben Sie das Gesicht mit ihm ab.

Kräuterlotion für entzündliche Haut
Zutaten:
1 EL Kamillenblüten
1 TL Ingwerwurzeln
1 EL Huflattichblätter
1 EL Ringelblumenblüten
30 ml Alkohol (70 %)
100 ml destilliertes Wasser
30 ml Hamameliswasser (aus der Apotheke)

Die getrockneten Kräuter werden gemischt und mit dem Alkohol und dem Wasser übergossen. 48 Stunden stehen lassen, dann abseihen. Geben Sie dazu die Mischung zuerst in ein feines Haarsieb, drücken Sie anschließend den Kräuterrest sorgfältig aus. Dann den Auszug noch einmal durch ein Leinentuch abseihen.

Dem klar gefilterten Auszug das Hamameliswasser zugeben, das Ganze in eine dunkle Flasche füllen und noch einmal kräftig durchschütteln.

Diese Kräuterlotion eignet sich zur Nachreinigung im Anschluss an eine Grundreinigung mit Creme, Milch oder Öl. Tauchen Sie einen Wattebausch in die Lotion, um mit ihm Gesicht, Hals und Dekolleté abzuwandern. Die Lotion eignet sich aber auch zur Behandlung von Verunreinigungen und Pusteln an anderen Hautstellen.

Gesichtsdampfbad mit Ingwerwurzeln und Ringelblumenblüten

Dieses Dampfbad hilft bei entzündlicher Haut mit zahlreichen Mitessern. Überbrühen Sie 2 EL Ringelblumenblüten und 1 EL zerkleinerte Ingwerwurzeln in einer flachen Wanne mit einem Liter kochendem Wasser. Dann beugen Sie das Gesicht über die Wanne, ein Handtuch wird wie ein Zelt über Hinterkopf, Nacken und Schultern gespannt. Eingeatmet wird durch die Nase, ausgeatmet durch den Mund. Dauer der Anwendung: 10 Minuten, zwei- bis dreimal wöchentlich.

Gesichtsdampfbad mit Salbei und Ingwerwurzeln

Überbrühen Sie 2 EL Salbeiblätter und 1 EL zerkleinerte Ingwerwurzeln in einer flachen Wanne mit 1 l kochendem Wasser. Dann beugen Sie das Gesicht über die Wanne, ein Handtuch wird wie ein Zelt über Hinterkopf, Nacken und Schultern gespannt. Eingeatmet wird durch die Nase, ausgeatmet durch den Mund. Dauer der Anwendung: 10 Minuten, zwei- bis dreimal wöchentlich.

Ein Mittel der ersten Wahl bei fettender Haut mit großen Poren.

Die wirksame Reinigungshilfe

Trotz der täglichen Reinigung braucht die Haut hin und wieder eine Generalreinigung, vor allem dann, wenn Sie sich in schmutziger Umgebung aufhalten und die Haut Ruß, Staub und Abgasen ausgesetzt ist. Hier wirkt ein Gesichtsdampfbad mitunter regelrechte Wunder. Darüber hinaus regen Dampfbäder die Durchblutung der Haut an; mit Hilfe von bestimmten Kräutern können mit ihnen auch hautmedizinische Wirkungen erzielt werden.

Ganzkörperbad mit Melisse und Ingwer

Das Ganzkörperbad ist eigentlich dem Duschen im Hinblick auf seine Reinigungskraft unterlegen. Denn man bleibt ja in seinem Schmutzwasser sitzen, während beim Duschen ein ständiger Wasseraustausch auf der Haut stattfindet. Wenn man das Badewasser jedoch mit bestimmten Heilkräutern anreichert, wird seine Reinigungskraft deutlich gesteigert. Außerdem können dadurch auch medizinische Effekte auf die Haut erzielt werden.

Ein Klassiker aus der Bädermedizin ist das Melisse-Ingwer-Bad. Es beruhigt und lindert Entzündungen und Reizungen der Haut.

Zutaten:
2 EL zerkleinerte Ingwerwurzeln
1 Handvoll Melissenblätter

Füllen Sie die beiden Kräuter jeweils in ein Leinensäckchen. Die Säckchen gut zubinden und in die trockene Badewanne legen. Dann die Wanne voll laufen lassen. Sobald man ins Wasser steigt, die Säckchen herausnehmen und kräftig ausdrücken.

Kräuter-Essig-Bad für schlaffe und schlecht durchblutete Haut
Zutaten:
250 ml Weinessig
1 EL zerkleinerte Ingwerwurzeln
3 EL Melisse
1 TL Olivenöl

Essig über die Kräuter gießen, im gut verschlossenen Glas bei Zimmertemperatur 2 Wochen ziehen lassen, schließlich abseihen. Dann den Kräuteressig mit dem Öl vermischen. Als Badezusatz reichen 2 Likörgläser pro Bad. Aufgepasst: Melisse beruhigt! Das Bad sollte daher am besten eine Stunde vor dem Zubettgehen genommen werden.

Ingwer-Ringelblumen-Maske gegen Gesichtsblässe
Gesichtsblässe kann zahlreiche Ursachen haben. Fiebrige Erkrankungen können ebenso eine Rolle spielen wie Blutarmut, Kreislaufschwäche, niedriger Blutdruck, Lichtmangel, Angst, Ärger und akuter Schock. Auch erbliche Faktoren können zu einer Mangeldurchblutung oder Mangelpigmentierung der Gesichtshaut beitragen. Ingwer kann diese Prozesse mit seinen durchblutungsfördernden Effekten wirksam eindämmen.

Zutaten:
1 EL zerstoßene Ingwerwurzeln
3 EL Sahne
20 ml Ringelblumenöl (aus der Drogerie)

Mischen Sie das Ingwerpulver mit der Sahne und dem Öl, gut durchrühren und dann auf dem Gesicht verteilen. Lassen Sie die Maske etwa 30 Minuten lang einwirken, danach mit lauwarmem Wasser abspülen. Wiederholen Sie die Anwendung dreimal pro Woche!

Gesichtsmaske mit Ingwer und Honig

Zutaten:

1 kleine Tasse (120 bis 150 ml) Wasser

1 gestrichenen EL zerstoßene Ingwerwurzeln

3 EL Weizenkeime

1 EL Honig

Das Wasser kurz aufkochen, 5 Minuten abkühlen lassen und auf das Ingwerpulver gießen. 8 Minuten zugedeckt ziehen lassen, abseihen und abkühlen lassen.

In der Zwischenzeit die Weizenkeime mit dem Honig vermischen. Schließlich den Teeaufguss unter den Brei mischen.

Der Brei wird als Packung auf dem Gesicht verstrichen, die Haut sollte zuvor gründlich gereinigt worden sein. Augen und Augenbrauen bleiben frei. Dauer der Anwendung: 20 Minuten. Danach den Brei mit lauwarmem Wasser abwaschen, das Gesicht mit kaltem Wasser nachspülen.

Die Ingwer-Maske am besten abends auflegen, etwa eine Stunde vor dem Schlafengehen. Gesichtspackungen mit Ingwer eignen sich zur Pflege trockener und normaler Haut.

Abschminke mit Ingwer und Ringelblume

Zutaten:

für den Tee:

1 TL zerstoßene Ingwerwurzeln

200 ml kochendes Wasser

für die Abschminke:

30 ml Ingwertee

5 g weißes Wachs

2 TL *Lanolin anhydrid* (aus der Apotheke)

5 g Kakaobutter

30 ml Mandelöl

20 ml Ringelblumenöl (aus der Drogerie)

Den Ingwertee zubereiten: 1 TL mit 200 ml kochendem Wasser überbrühen, zugedeckt 10 Minuten ziehen lassen, danach abseihen.

Das Wachs auf dem kochenden Wasserbad schmelzen, dann Lanolin und Kakaobutter hinzugeben. Sobald alles geschmolzen ist, das Mandelöl hinzugeben und alles auf 70 °C erwärmen. Überprüfen Sie die Temperatur mit einem Thermometer! Den Topf vom Herd nehmen und dann den Ingwertee und das Ringelblumenöl hinzugeben. Alles zusammen mit dem Handmixer verrühren und auf kleine Gläschen verteilen.

Massieren Sie die Abschminke leicht in die Haut um die Augen herum ein. Die öllösliche Schminke wird dabei herausgelöst und kann dann mit einem feuchten Wattebausch leicht entfernt werden.

Kräuterspülung für fettendes Haar
Zutaten:
1 TL Thymianblüten und -blätter
1 TL zerstoßene Ingwerwurzeln
2 TL Salbeiblätter
100 ml Wasser
60 ml Zitronensaft

Die Kräuter mit dem kochenden Wasser übergießen, 10 Minuten zugedeckt ziehen lassen, abseihen. Anschließend mit dem Zitronensaft mischen. Nach der Haarwäsche geben Sie diese Spülung ins Haar und waschen sie nicht mehr aus.

So schützen Sie sich vor fettigem Haar
1. Finger weg von fettenden Haarprodukten! Cremes oder Lotionen sind für das zur Fettbildung neigende Haar genau das Falsche.
2. Geben Sie klaren Shampoos gegenüber cremigen den Vorzug!

Kräuterspülung für fettiges Haar mit einsetzendem Haarausfall
Zutaten:
1 TL Huflattichblüten
1 TL zerstoßene Ingwerwurzel
1 Tasse (200 ml) kochendes Wasser

Die Blüten und Wurzeln mit dem Wasser überbrühen, 10 Minuten ziehen lassen, schließlich abseihen. Spülen Sie damit Ihr Haar nach dem eigentlichen Haarewaschen. Die Spülung darf nicht mehr ausgewaschen werden.

Ingwer-Essig-Spülung gegen beginnenden Haarausfall
Zutaten:
100 ml Weinessig
1 gestrichener EL zerkleinerte Ingwerwurzel
1 EL Birkenblätter

Die Zutaten miteinander vermischen und 1 Woche gut verschlossen bei Raumtemperatur ziehen lassen, danach abseihen. Spülen Sie damit nach jeder Haarwäsche.

Kräuteröl gegen beginnenden Haarausfall
Zutaten:
40 g Arnikablüten
40 g Birkenblätter
40 g zerkleinerte Ingwerwurzel
500 ml Olivenöl

Die Kräuter miteinander vermischen, dann mit 500 ml Olivenöl übergießen und in eine abgedunkelte Flasche geben. Das Ganze zwei Wochen lang gut verschlossen auf der Fensterbank stehen lassen, möglichst täglich schütteln. Dann die Flüssigkeit durch ein Leinentuch gießen, wobei der Satz gut ausgepresst werden muss. Verteilen Sie das Öl auf kleine Fläschchen. Massieren Sie es täglich mehrmals auf den Haaransätzen und lichten Stellen ein!

Ingwerzahnpasta für gesundes Zahnfleisch
Zutaten:
8 g Kieselsäure
5 g Veilchenpulver
5 ml ätherisches Ingweröl (aus Reformhaus oder Drogerie)

Die Zutaten ins Marmeladenglas geben, verschließen, gut verrühren und durchschütteln, und schon hat man genug Pulver, um sich 50-mal guten Gewissens die Zähne putzen zu können.

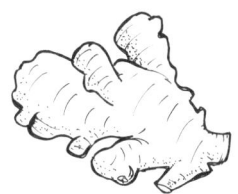

DAS UNIVERSALGENIE:
INGWER IN DER KÜCHE

Ingwer gehört zu den wichtigsten Gewürzen der indischen und chinesischen Küche. Dort schätzt man seinen warmen Holzduft, der einen eigentümlichen, aber nicht beißenden Kontrast zu seinem scharfen Geschmack bildet.

In China wird Ingwer gerne mit Knoblauch kombiniert, er zählt zu den Standardzutaten des Curry-Pulvers. Seine Schärfe und seine verdauungsfördernde Wirkung wird in asiatischen Gemüse- und Fleischgerichten geschätzt, seine süßliche Note macht ihn zu einem idealen Gewürz für Lebkuchen, Biskuits, Kuchen und Puddings, gelegentlich findet man ihn auch in Tee, Bier und Wein.

Man erhält im Handel immer häufiger vollständige Ingwerwurzeln, die man dann zuhause schälen und im Mörser oder in der Reibe zerkleinern kann. Sie sind dem industriell gefertigten Ingwerpulver hinsichtlich ihrer kulinarischen Möglichkeiten überlegen, ihr Geschmack ist deutlich breiter angelegt, das Scharfe ist weniger, dafür das Süßliche stärker ausgeprägt.

Ingwer-Spezialitäten sind Ingwerstücke in Sirup (vor allem aus China und Australien) sowie Sushoga und Beni-Shoga (hauchdünne, rosa- bzw. rotfarbene Ingwerschnitten, die in einem Spezialsud eingelegt wurden). Kandierter Ingwer eignet sich zum Süßen von Tee und Obstsalaten.

Chat Masala (nordindische Gewürzmischung)

Zutaten:

1 TL gemahlene Ajowansamen
1 TL zerkleinerte Pfefferminze
2 TL Mangopulver
1 TL Cayennepfeffer
2 TL gemahlene Ingwerwurzel
1 EL gemahlene Kreuzkümmelsamen
1 TL schwarze Pfefferkörner

Alle Zutaten gut miteinander vermischen.

Zum Würzen von Obstsalat, Obstquark und Fruchtdesserts. Medizinische Vorteile: Chat Masala ist ein erstklassiges Mittel, um die Therapie von Atemwegserkrankungen zu unterstützen. In Kombination mit dem Vitamin C aus Obst entsteht dadurch ein effektiver Cocktail gegen grippale Infekte.

Kreuzkümmel, der Weltreisende

Es ist lange her, dass Kreuzkümmel in deutschen Küchen verwendet wurde: Im Mittelalter gebrauchte man ihn als Pfefferersatz, doch seitdem spielt er hier eigentlich keine Rolle mehr. Dies liegt sicherlich auch an seinem starken und schweren, zwischen Süße und Säuerlichkeit hin- und herpendelnden Aroma sowie seinem brennend-aromatischen, durchdringenden und leicht bitteren Geschmack. Dadurch ist er in der deutschen Küche nur sehr begrenzt einsetzbar.

Anders in der indischen, türkischen und marokkanischen Küche! Hier zählt Kreuzkümmel zu den Standardgewürzen, gehört er zu den Bestandteilen von Gewürzmischungen wie Curry-Pulver, Panch phoron und Garam Masala. Kaum eine indische Mahlzeit ist komplett, wenn nicht in der einen oder anderen Form Kreuzkümmel darin verarbeitet wurde; in Marokko wird er als Wurst- und Brotgewürz verwendet; in der Türkei findet man ihn in Hackfleisch- und Gemüsegerichten. Doch selbst jenseits des großen Teiches ist Kreuzkümmel kein Unbekannter, denn die Texaner würzen mit ihm ihr Chili con carne.

Gemahlener Kreuzkümmel verliert schnell an Aroma. Kaufen Sie daher nur die kompletten Samen, die dann für den konkreten Bedarf zerstoßen werden.

Madrasi Masala (indische Gewürzpaste)

Diese Curry-Paste gibt jedem asiatischen Gericht eine besondere Note. Doch achten Sie auf die Dosierung! 1 EL dieser Paste reicht für ein Fleisch-, Hühner- oder Fischgericht völlig aus, bei einem vegetarischen Essen sollte es sogar noch etwas weniger sein.

Zutaten:
2 Likörgläser Sonnenblumenöl
40 g gemahlener Koriander
30 g gemahlener Kreuzkümmel
5 geschälte und gehackte Knoblauchzehen
4 cm gehackte Ingwerwurzel
1 EL gemahlene Kurkumawurzel
1 EL zerstoßene schwarze Senfkörner
1 EL Salz
1 EL Chilipulver
2 EL Weinessig

Das Öl in einem Topf erhitzen, die Gewürze mischen und dazugeben. Aufkochen, sorgfältig durchrühren und schließlich den Essig dazugeben. Die Paste in eine Flasche oder ein Marmeladenglas füllen.

Klassischer Curry

Zutaten:

3 bis 4 EL Koriandersamen

2 TL Kreuzkümmelsamen

1 TL schwarze Pfefferkörner

1 TL Bockshornkleesamen

1 TL frisch geschnittene Scheiben Ingwerwurzel

1 EL frisch geschnittener Kurkuma

etwas Ghee (Butterreinfett)

Alle Gewürze in Ghee rösten, bis sie dunkel werden. Dabei häufig umrühren. Abkühlen lassen und die Gewürze mahlen.

Dazu passt Reis, Fleisch, Fisch, Geflügel, Wurst (z.B. die berühmte Curry-Wurst) und Rinderhack.

Es können auch kleine Prisen an Senfkörnern und getrockneten rotem Chili-Pulver hinzugefügt werden. Der Curry wird dadurch natürlich deutlich schärfer. Wer es gerne etwas süßer mag, fügt ein paar Gewürznelken und das Viertel einer Zimtstange hinzu.

Medizinische Vorteile: Curry verbessert die Verdaulichkeit von opulenten Speisen mit viel tierischem Fett.

Englisches Pudding- und Kuchengewürz

Zutaten:

1 Stange Zimt

1 EL Gewürznelken

1 EL geriebene Muskatnuss

1 EL gemahlene Muskatblüte (Macis)

1 EL Koriandersamen

1 TL frisch geschnittene Scheiben Ingwerwurzel

Alle Gewürze zu einem Pulver zermahlen und gut vermischen.

Dazu passen Kuchen, Biskuits, Pudding und heiße Schokolade.

Medizinische Vorteile: Durch den hohen Zimt- und Muskatanteil sehr beruhigend!

Ingwer-Sauce süß-sauer

Zutaten:

6 cm Ingwerwurzel

125 g Zucker

1 EL Reiswein

120 ml Ananassaft

120 ml Weinessig

1 EL Reisstärke

125 g gekochtes Kürbisfleisch

Den Ingwer schälen und hacken. Zucker, Ingwer, Essig, Ananassaft und Reiswein mischen und kurz aufkochen. Dann die Reisstärke mit 80 ml Wasser hineinrühren und alles nochmals aufkochen lassen.

Das Kürbisfleisch in kleine Würfel schneiden und untermischen.

Die süß-saure Sauce schmeckt wunderbar zu Fondue und gegrilltem Fleisch.

Ingwer-Minze-Chutney, die verdauungsfördernde Beilage zu Fleischgerichten

Zutaten:

$^1/_2$ Zwiebel

150 g frische Minzeblätter

2 entkernte, grüne Chilischoten

1 TL geriebene Ingwerwurzel

2 EL Zitronensaft

3 EL Wasser

Salz

Zucker

Die Zwiebel schälen und in kleine Würfel schneiden.

Dann Zwiebelwürfel, Minzeblätter, Chili, Ingwer, Zitronensaft und Wasser in einem Mixer fein pürieren und mit Salz und Zucker abschmecken.

Ingwer-Minze-Chutney hält sich im Kühlschrank etwa 1 Woche.

Es kann auch eingefroren werden, vor dem Servieren muss dann allerdings Wasser abgegossen werden.

Typisch indisch

Ein Chutney (gesprochen: Chatni) ist eine würzige, häufig süß-saure, mitunter auch nur scharf-pikante Sauce der indischen Küche. Typisch ist ihre musartige Konsistenz, es gibt aber auch Varianten mit Frucht- oder Gemüsestücken.

In Indien werden die Chutneys meistens mit großen Mengen an Curry zubereitet, dessen Zusammensetzung freilich stark variieren kann. Es waren die Engländer, die das Chutney nach Europa brachten. Es passt besonders gut zu Fisch, kurz gebratenem Fleisch, kaltem Braten und Käse.

GETRÄNKE MIT INGWER

Gewürzpunsch mit Tee und kandiertem Ingwer
Zutaten für 4 bis 5 Gläser:
1 EL kandierter Ingwer
2 Gewürznelken
1 TL Kardamomsamen
1 kleine Zimtstange
4 TL schwarzer Darjeeling-Tee

Den Ingwer mit den anderen Gewürzen in 1 l heißes Wasser geben und 5 Minuten köcheln lassen. Dann abseihen.

Den gefilterten Sud noch einmal aufkochen und damit den Tee aufgießen. 3 Minuten ziehen lassen und abseihen.

Alternativ zu den 4 TL können Sie auch 2 Teebeutel Darjeeling-Tee nehmen.

Ingwer-Orangenpunsch für kalte Tage
Zutaten für 4 bis 5 Gläser:
4 TL schwarzer Darjeeling-Tee
2 Zimtstangen
1 TL zerstoßene Ingwerwurzel
6 Gewürznelken
200 ml Rum (ca. 40 %)
100 ml Portwein
Saft von 1 Zitrone
500 ml möglichst frisch ausgepresster Orangensaft

Den Tee mit 1 l kochendem Wasser übergießen, 5 Minuten ziehen lassen und abseihen.

Dann den Teeaufguss mit den Gewürzen, dem Rum, dem Portwein und den Säften aufkochen, 5 Minuten ziehen lassen und danach abseihen.

Süßen kann jeder nach seinem eigenen Geschmack, wenn die Portionen aufgeteilt sind. Am besten reichen Sie dazu Kandiszucker.

Die Nelke der heiligen Hildegard

Die Gewürznelke wurde um 1600 vom Ayurveda-Lehrer Bhavamisra beschrieben. In Deutschland wurden die »Gewürz-Nägelein« erstmals 973 erwähnt, auch die heilige Hildegard zählte sie zu ihrem Heilpflanzensortiment. Heute gilt sie als wirkungsvolle Heilpflanze gegen Bronchitis, Darminfektionen, Durchfallerkrankungen, Husten, Magenschleimhautentzündung sowie Zahn- und Zahnfleischschmerzen.

Gewürznelken haben ein ausgeprägt warmes und duftiges Aroma, ihr Geschmack ist süßlich-würzig bis scharf. Achten Sie beim Kauf darauf, dass die Stängel der Nelken eine rotbräunliche Farbe haben und am oberen Ansatz etwas heller sind. Hochwertige Nelken sollten sich sauber zerbrechen lassen und etwas Öl abgeben, wenn man sie mit dem Fingernagel eindrückt. Auch der Schwimmtest gibt Aufschluss über die Qualität der Ware: Teilentölte Nelken schwimmen waagrecht auf dem Wasser, während Nelken mit vollem Ölgehalt absinken oder aufrecht schwimmen.

Ingwer-Limonade für heiße Tage
Zutaten:
$^1/_2$ cm frische Ingwerwurzel
1 l Mineralwasser mit Kohlensäure
2 EL Zitronensaft

Den Ingwer schälen, zermahlen und dann alle Zutaten miteinander vermischen.

Ingwer-Kaffee
Zutaten für 1 Portion:
1 TL Kaffeepulver
1 zerkleinerte Scheibe Ingwerwurzel
1 TL Honig
1 EL Sahne

Das Kaffeepulver mit dem Ingwer mischen, in einen Kaffeefilter geben und mit heißem Wasser überbrühen.

Dann den Honig in eine Tasse geben und den Kaffee hineingießen. Kaffee mit einer Sahnehaube verzieren.

Ingwer-Dinkel-Brei
Zutaten für 1 Person:
250 ml Vollmilch
4 EL Dinkelgrieß
etwa 12 Sultaninen
1 gestrichener TL zerstoßene Ingwerwurzel
1 Messerspitze Zimtpulver
1 TL Butter

Milch, Dinkelgrieß und Sultaninen in einem Topf unter Rühren
erhitzen. Die Gewürze und die Butter hinzugeben und alles kurz
aufkochen lassen. Den Brei 5 Minuten bei geringer Hitze quellen
lassen.

Bananenkonfitüre
Zutaten:
etwa 500 g Bananen (geschält gewogen)
2 Zitronen
500 g Gelierzucker
2 cm frische Ingwerwurzel

Die Bananen schälen und in Scheiben schneiden. $^1/_2$ Zitrone auspressen und den Saft mit den Bananenscheiben vermischen.
   Die übrigen $1^1/_2$ Zitronen so schälen, dass die weiße Haut mit
entfernt wird, und filetieren. Dabei den Saft auffangen. Den Zitronensaft mit den Fruchtfilets zu den Bananen geben. Nun den Gelierzucker daruntermischen.
   Den Ingwer schälen, fein reiben und ebenfalls zu den Bananen
geben. Alles zusammen etwa 1 Stunde ziehen lassen.
   Anschließend alles in einen großen Topf geben. Unter gelegentli-
chem Umrühren aufkochen und 4 Minuten sprudelnd kochen lassen. Vorsichtig in Gläser füllen und verschließen.

Thai-Salat mit Rinderstreifen

Zutaten für 4 Personen:

Für den Salat:

300 g Rinderhüftsteak

etwas Butterschmalz (z. B. von Butaris)

etwa 15 Stängel Koriandergrün

einige Pfefferminzeblättchen

etwa 10 Basilikumblättchen

200 g gemischte Salate (z. B. Feldsalat, Eichblattsalat, Radicchio, Friséesalat)

Für die Sauce:

2 EL Sojasauce

2 EL Fischsauce

Saft von $1/2$ Limette

2 EL brauner Zucker (Rohrzucker)

2 EL Speiseöl (z. B. Rapsöl)

1 Zwiebel

1 etwa walnussgroßes Stück Ingwerwurzel

$1/2$ Zitronengrasstängel

$1/2$–1 kleine, rote Chilischote

Zum Garnieren:

8 Blätter TK-Frühlingsrollen-Teig (aus dem Asialaden)

etwa 200 g Butterschmalz (z. B. von Butaris)

60 g Rote-Bete-Sprossen (oder andere Sprossen)

Für den Salat das Fleisch abspülen und trocken tupfen. Das Butterschmalz in einer Pfanne erhitzen und das Fleisch darin von beiden Seiten je etwa 3 Minuten braten. Aus der Pfanne herausnehmen und in Alufolie gewickelt ruhen lassen, bis die Sauce vorbereitet ist.

Für die Sauce Sojasauce, Fischsauce, Limettensaft, Zucker und das Öl in einer großen Salatschüssel verrühren.

Zwiebel und Ingwer schälen und vom Zitronengras die äußeren

Blätter großzügig abschneiden. Die Chilischote waschen, längs auf-
schneiden und die Kerne entfernen (am besten mit Küchenhand-
schuhen arbeiten, damit nichts von der beißenden Schärfe an die
Finger gelangt).

Die Zwiebel halbieren und in hauchdünne Scheiben schneiden.
Den Ingwer, die Chili und das Zitronengras sehr fein hacken.
Zwiebelscheiben, Ingwer, Chili (gegebenenfalls ein wenig davon
zurückbehalten, um die Schärfe zu dosieren)und Zitronengras unter die Sauce rühren.

Das Fleisch aus der Folie nehmen und in hauchdünne Scheiben
schneiden. Fleischscheiben zur Sauce geben und untermengen.

Die Kräuter waschen und trocken schütteln. Das Koriandergrün
ohne die dicken Stängel grob hacken. Pfefferminz- und Basilikum-
blätter eng aufrollen und quer in hauchdünne Streifen schneiden.
Die Salate putzen, waschen, trocken schütteln und in mundgerechte Stücke zupfen. Die Kräuter mit den vorbereiteten Salatblät-
tern zum Fleisch geben und alles gut durchmischen.

Zum Garnieren in einer kleinen Pfanne (gerade so groß, dass ein
Frühlingsrollenteigblatt hineinpasst) gut 1 cm hoch Butterschmalz
erhitzen (es ist heiß genug, wenn ein Weißbrotwürfel darin rasch
unter Bläschenbildung bräunt) und darin nacheinander die Teigblätter knusprig hellbraun frittieren. Aus der Pfanne nehmen und
auf Küchenkrepp abtropfen lassen. Die Rote-Bete-Sprossen abspülen und abtropfen lassen.

Den Salat auf tiefe Teller verteilen. Je 1 Frühlingsrollen Teig
deckel daraufgeben und mit den Sprossen bestreuen. Die restlichen
Teigblätter separat dazu servieren.

Tipp: Gemischte Salatblätter gibt es schon als fertige Mischung.
Diese vor der Verwendung einfach nur in einem Sieb kalt abspülen
und gut abtropfen lassen.

Schnelle Soja-Pfanne

Zutaten für 4 Personen:

400 g Schweinefilet

2 TL Speisestärke

$^1/_2$ Bund Frühlingszwiebeln

1 cm frische Ingwerwurzel

3 EL Weizenkeim- oder Distelöl

4 EL Sojasauce

2 EL Sherry

grob gemahlener bunter Pfeffer

Schweinefilet waschen, trocken tupfen, in feine Streifen schneiden und mit Stärke bestäuben.

Frühlingszwiebeln putzen, waschen und in Ringe schneiden. Ingwer schälen und fein hacken.

Öl erhitzen und die Fleischstreifen darin bei starker Hitze unter Rühren kurz anbraten. Herausnehmen und beiseitestellen.

Frühlingszwiebelringe und Ingwer kurz darin anschwitzen. Dann Sojasauce, Sherry und Fleischstreifen dazugeben und alles mit Pfeffer abschmecken.

Lammcurry mit Bananen

Zutaten für 4 Portionen:

500 g Lammschulter

250 g Zwiebeln

2 EL Butterschmalz

250 ml Fleischbrühe

2 mittelgroße Bananen

250 g frische Ananas

1/2 Bund Petersilie

Für die Curry-Paste:

2 große getrocknete rote Chilischoten

1 Knoblauchzehe

1 gestrichener TL Koriandersamen

3 schwarze Pfefferkörner
2 cm frische Ingwerwurzel
1 gestrichener TL Salz

Für die Curry-Paste die Chilis aufschlitzen und entkernen, 10 Minuten in warmem Wasser einweichen, dann mit allen Gewürzen mit dem Schneidestab pürieren oder im Mörser zu einer Curry-Paste zerstoßen.

Die Lammschulter waschen, trocken tupfen und in etwa 3 cm große Würfel schneiden. Die Zwiebeln schälen und vierteln. Das Butterschmalz stark erhitzen und die Fleischwürfel darin braun

Er riecht anders, als er schmeckt

Blätter und unreife Früchte des Korianders verströmen einen üblen Geruch, der es schwer macht, den Koriandersamen als Gewürz mit fast universalen Würzeigenschaften zu akzeptieren. Doch die ausgereiften Samen – die exakt dann gepflückt werden, wenn sie mit Tau bedeckt sind – haben ein süßes, würzig-holziges Aroma mit einem Hauch von Pfeffer und Balsam, sie schmecken mild und süß, erinnern an Lavendel, sind aber bei längerer Einwirkung ein wenig beißend.

Koriander eignet sich für salzige wie für süße Gerichte. Er gehört zu den Standardbestandteilen von Curry-Pulver, wird daher in Indien und China bei Gemüse- und Fleischgerichten eingesetzt. Auch im Nahen Osten, Spanien sowie Mittel- und Südamerika wird er den unterschiedlichsten Speisen zur Abrundung beigegeben, in Frankreich verarbeitet man ihn in Gemüsesuppen »à la grecque«. Sehr pikant schmeckt er zu Tees.

Koriander ist ein ideales Gewürz zum Experimentieren, denn er ist mild und vom Aroma weit genug, sodass eigentlich keine Speise mit ihm misslingen kann.

braten. Dann die Hitze reduzieren und die Zwiebelviertel dazugeben. Die Zwiebeln unter Rühren anbraten.

Die Curry-Paste mit der Fleischbrühe verrühren, dazugeben und im geschlossenen Topf ca. 60 Minuten schmoren.

Inzwischen die Bananen schälen und in Scheiben schneiden. Die Ananas putzen, schälen und in Stücke schneiden. Die Petersilie waschen, trocken schütteln und fein hacken.

10 Minuten vor Ende der Garzeit die Bananenscheiben und die Ananasstücke miterhitzen. Das Ganze abschmecken und mit der Petersilie bestreuen.

Dazu passt als Beilage Reis.

Ingwer-Hähnchen
Zutaten für 2 Personen:
2 große Hähnchenbrüste
2 EL Butter oder Margarine
Salz
4 TL gemahlene Ingwerwurzel
80 ml Gemüsebrühe
1 Zwiebel
2 Knoblauchzehen
80 ml Olivenöl
80 ml Essig
Pfeffer aus der Mühle

Das Hähnchenfleisch in einer hohen Pfanne im heißen Fett anbraten. Salzen, gemahlenen Ingwer dazugeben und mit der Gemüsebrühe ablöschen. Etwa 20 Minuten schmoren lassen, bis das Fleisch durch ist.

Inzwischen die Zwiebel schälen und in Ringe schneiden. Den Knoblauch schälen und durch eine Knoblauchpresse drücken.

Das Fleisch aus der Pfanne nehmen, etwas abkühlen lassen und in feine Streifen schneiden. Hähnchenstreifen mit Knoblauch, Olivenöl, Essig, Zwiebelringen in eine Schüssel geben und mit Salz und Pfeffer würzen. Gut durchmischen und mindestens 1 Tag im Kühlschrank durchziehen lassen.

Ingwer-Hähnchen schmeckt sehr gut zu Kopfsalat, Reis, Toast oder Kroketten. Servieren Sie es mit einem Glas Weißwein.

Gebratene Bandnudeln mit Rinderfilet und Mangold
Zutaten für 4 Personen:
250 g Rinderfilet
1 EL Sonnenblumenöl
3 EL Sojasauce
1 EL Speisestärke
500 g Bandnudeln
je 1 rote und gelbe Paprika
400 g Mangold
2 cm frische Ingwerwurzel
1 Knoblauchzehe
2 EL Butter oder Margarine
2 EL Zitronensaft
200 ml Hühnerbrühe
3 EL grob gehackte Erdnüsse

Das Rinderfilet waschen, trocken tupfen und in Scheiben schneiden. Mit dem Öl, der Sojasauce und der Stärke mindestens 1 Stunde marinieren.

Die Nudeln nach Packungsanleitung in kochendem Salzwasser garen und in einem Sieb abtropfen lassen.

Inzwischen die Paprika putzen, halbieren, waschen und die weißen Trennwände entfernen. Die Schoten würfeln. Den Mangold putzen und waschen. Die Mangoldblätter in breite Streifen und die Stiele in Stifte schneiden. Den Ingwer schälen und fein reiben. Den Knoblauch schälen und durch eine Knoblauchpresse drücken.

Das Fett in einem Topf erhitzen und das Rinderfilet darin 1 Minute scharf anbraten. Die Paprikawürfel dazugeben und 3 Minuten mitbraten. Den Ingwer, den Knoblauch, den Mangold und die Nudeln dazugeben und ebenfalls mitgaren. Dann mit dem Zitronen-saft ablöschen und mit der Hühnerbrühe aufgießen. Aufkochen lassen und abschmecken. Mit Erdnüssen bestreut servieren.

Überbackener Gemüseeintopf
Zutaten für 4 Personen:
70 g breite Bohnen
Salz
1 Kartoffel
1 kleine Möhre
$^1/_2$ Zwiebel
1 kleine Fenchelknolle
1 Stange Staudensellerie
1 EL Olivenöl
0,7 l Gemüsebrühe
1 kleines Lorbeerblatt
1 Bund Frühlingszwiebeln
70 g weiße Champignons
1 halbierte Knoblauchzehe
1 Zweig Thymian
1 Scheibe Ingwerwurzel
1 Streifen Zitronenschale (unbehandelt)
4 Scheiben Toastbrot
120 g Bavaria blu
Thymian zum Garnieren

Backofengrill oder Backofen auf 240 °C vorheizen. Gemüse putzen und waschen. Bohnen in Salzwasser blanchieren und in kaltem Wasser abschrecken.

Kartoffel, Möhre, Zwiebel, Fenchel und Staudensellerie in mund-gerechte Stücke schneiden und in einem großen Topf mit Öl bei schwacher Hitze anschwitzen. Mit Gemüsebrühe aufgießen, das Lorbeerblatt dazugeben und das Gemüse darin für etwa 10–15 Mi-nuten knapp unter dem Siedepunkt weich kochen.

Inzwischen Frühlingszwiebeln putzen, waschen und in mundgerechte Stücke schneiden. Champignons putzen, abreiben, eventuell abspülen und in Scheiben schneiden. Frühlingszwiebeln mit Champignons, Bohnen, Thymianzweig, Knoblauch, Ingwer und Zitronenschale zum Eintopf geben. Die Gewürze einige Minuten im Topf ziehen lassen, anschließend wieder entfernen und das Ganze mit Salz abschmecken.

Den Eintopf in feuerfeste Suppenterrinen oder -tassen füllen. Bavaria blu in Scheiben schneiden, die Toastbrotscheiben in Tassengröße ausstechen und auf die Suppe legen. Darauf die Käsescheiben legen und auf der unteren Einschubleiste im vorgeheizten Backofengrill etwa 5 Minuten goldbraun überbacken.

Zucchini im Tomaten-Ingwer-Saft

Zutaten für 4–6 Portionen:
4 kleine feste Zucchini
1 Knoblauchzehe
2 EL Butterschmalz (z. B. von Butaris)
4 Fleischtomaten (alternativ 6 normale Tomaten)
1 walnussgroßes Stück frische Ingwerwurzel
1 Möhre
125 ml ($^1/_8$ l) Instant-Gemüsebrühe
Salz
frisch gemahlener Pfeffer
Rosmarinzweige

Für dieses Rezept benötigen Sie einen Entsafter

Die Zucchini putzen, waschen, abtropfen lassen und die Enden abschneiden. Zucchini schräg in etwa 1 cm breite Scheiben schneiden. Knoblauch abziehen und zerdrücken.

1 Esslöffel Butterschmalz in einer Pfanne erhitzen. Zucchinischeiben mit dem zerdrückten Knoblauch darin bei starker Hitze kurz von beiden Seiten knusprig anbraten und warm stellen.

Tomaten, Ingwer und Möhre mit dem Entsafter entsaften. Den frisch gewonnenen Gemüsesaft mit der Gemüsebrühe aufkochen, mit Salz und Pfeffer abschmecken und mit dem restlichen Butterschmalz aufschäumen.

Die Zucchini auf dem Teller anrichten, den Saft dazugeben und mit Rosmarinzweigen garnieren.

LECKERE INGWER-DESSERTS

Ingwer-Kiwi-Banane-Smoothie

Zutaten für 2 Personen:
1 Scheibe Ingwerwurzel
1 Banane
2 Kiwis
4 Orangen (unbehandelt)
1 Limette

Den Ingwer klein schneiden und fein reiben. Banane und Kiwi schälen und würfeln.

Die Orangen mit heißem Wasser abwaschen, trocken tupfen und halbieren. 2 Scheiben abschneiden und zum Garnieren zur Seite legen. Nun die Limette und die Orangen auspressen.

Den Orangen- und Limettensaft mit den Kiwi- und Bananenwürfeln sowie dem Ingwerpulver in einen Mixer geben und zu einem cremigen Drink aufschlagen.

Die Orangenscheiben an den Glasrand klemmen und den Smoothie sofort servieren.

Karamellisiertes Obst mit braunem Zucker

Zutaten für 4 Personen:
1 große Orange
1 großer grüner Apfel
2 kleine Bananen
einige grüne kernlose Trauben

2 EL Orangensaft
1 EL brauner Zucker
1 gestrichener TL gemahlene Ingwerwurzel

Die Orange so schälen, dass auch die weiße Haut mit entfernt ist. Das Fruchtfleisch filetieren. Den Apfel schälen, vierteln, vom Kerngehäuse befreien und längs in schmale Streifen schneiden. Die Bananen schälen und quer in 4 Stücke schneiden.

Das Obst in ein flaches feuerfestes Gefäß geben und mit dem Fruchtsaft beträufeln. Den Grill vorheizen.

Den Zucker mit dem gemahlenen Ingwer mischen und über das Obst streuen. Das Obst 4 bis 5 Minuten unter den heißen Grill stellen, bis der Zucker karamellisiert.

Ingwer-Pfirsich-Sorbet

Zutaten für 4 Personen:
4 reife Pfirsiche
3 cm frische Ingwerwurzel
50 g Zucker
100 ml Limettensaft
50 g kandierter Ingwer
1 Ei (Größe M)
4 Waffeltüten

Die Pfirsiche waschen, trocken tupfen, halbieren, entsteinen und in grobe Stücke schneiden. Anschließend das Fruchtfleisch im Mixer pürieren.

Den Ingwer schälen, fein reiben und mit dem Zucker und dem Limettensaft unter das Fruchtpüree rühren. Das Fruchtpüree maximal 2 Stunden (nicht länger!) ins Gefrierfach stellen.

Den kandierten Ingwer möglichst fein würfeln. Das Ei aufschlagen, das Eiweiß steif schlagen.

Das angefrorene Püree aus dem Gefrierfach nehmen und im Mixer schaumig-locker aufschlagen. Herausnehmen und den Eischnee und die kandierten Ingwerstücke unterheben.

Das Sorbet noch einmal für 1 Stunde ins Gefrierfach stellen. Schließlich in Waffeltüten servieren.

Ingwer-Konfekt

Zutaten für 50 Stück:
200 g Vollmilchschokolade
100 g Zartbitterschokolade
120 ml Sahne
20 g Zucker
1 EL gemahlene Ingwerwurzel
100 g kandierter Ingwer

Die Schokolade in Stücke brechen und in einer Schüssel im Wasserbad schmelzen. Die Sahne mit Zucker und dem gemahlenen Ingwer aufkochen und unter die geschmolzene Schokolade rühren. Erkalten lassen.

Die erkaltete Creme mit dem Handmixer cremig rühren, in einen Spritzbeutel geben und in kleine Pralinenförmchen füllen. 2 Stunden abkühlen lassen.

Den kandierten Ingwer in kleine Würfel schneiden und jeweils 1 Ingwerwürfel auf das Konfekt setzen.

ABENDESSEN MIT INGWER

Ingwer-Kartoffeln

Zutaten für 4 Personen:
etwa 500 g festkochende Kartoffeln
4 Knoblauchzehen
3 cm frische Ingwerwurzel
3 EL Olivenöl
Salz

Kartoffeln waschen und in etwa 20 bis 25 Minuten gar kochen. Kartoffeln schälen und in Scheiben schneiden.

Den Knoblauch und den Ingwer ebenfalls schälen, den Knoblauch durch eine Knoblauchpresse drücken und den Ingwer fein hacken. Die Kartoffelscheiben mit Knoblauch und Ingwer einreiben.

Das Öl in der Pfanne erhitzen, die gewürzten Kartoffelscheiben hineingeben und unter mehrmaligem Wenden so lange braten, bis eine braune Kruste entstanden ist. Mit Salz abschmecken und heiß servieren.

Bohnen-Bananen-Salat mit Exoten-Dressing
Zutaten für 4 Portionen:
250 g schwarze Bohnen
Salz
2 mittelgroße Bananen
etwas Zitronensaft

Für das Dressing:
$^1/_2$ Mango
$^1/_2$ Papaya
2 EL Zitronensaft
2 EL Weizenkeimöl
Salz
1 Prise Zucker
1 gestrichener TL gemahlene Ingwerwurzel
Pfeffer aus der Mühle

Die Bohnen 8 Stunden in kaltem Wasser einweichen und im gesalzenen Einweichwasser 70 Minuten bei geringer Hitze kochen. In ein Sieb geben, kurz mit kaltem Wasser abbrausen und gut abtropfen lassen.

Die Bananen schälen, in Scheiben schneiden, mit Zitronensaft beträufeln und vorsichtig unter die Bohnen mischen.

Für das Dressing die Früchte waschen, schälen, entkernen und mit dem Zitronensaft pürieren. Das Weizenkeimöl unterrühren und mit Salz, Zucker, Ingwer und Pfeffer würzen.

Das Dressing auf 4 Teller verteilen und mit dem Löffelrücken verstreichen. Die Bohnen und die Bananen darauf anrichten.

Spargel-Tofu-Salat

Zutaten für 4 Personen:
400 g grüner Spargel
1 EL Sojasauce
250 g Tofu
2 Frühlingszwiebeln
30 g Sauerampfer
3 cm frische Ingwerwurzel

Für das Dressing:
4 EL Sojasauce
4 EL Zitronensaft
3 TL Zucker
abgeriebene Schale $^1/_2$ Zitrone (unbehandelt)
5 EL Sesamöl

Den Spargel am unteren Drittel schälen und schräg in 5 cm lange Stücke schneiden. Wasser mit 1 EL Sojasauce zum Kochen bringen und den Spargel 5 Minuten darin garen, die Spitzen nur 3 Minuten.

Inzwischen alle Zutaten für das Dressing miteinander verrühren.

Den Tofu nach Packungsanleitung vorbereiten und mit dem Spargel und dem Dressing vorsichtig vermischen.

Die Frühlingszwiebeln putzen, waschen, trocken tupfen und fein

---

Der Käse Asiens

Tofu gehört zu den traditionellen asiatischen Speisen, er wird aus geronnener Soja-Milch hergestellt. Je nach Herstellungsart und Konsistenz unterscheidet man verschiedene Arten. So wird etwa der besonders zarte *Seidentofu* für Süßspeisen verwendet, während der sogenannte *Schwammtofu* meist gefüllt und frittiert wird. Beliebt ist auch der geräucherte Tofu. In Südostasien gibt es weitaus mehr Tofu-Spezialitäten als bei uns, so beispielsweise Blut- und Schimmel-Tofu.

würfeln. Den Sauerampfer putzen, waschen, trocken tupfen und in Streifen schneiden (alternativ statt Sauerampfer zusätzlich 50 g Spargel). Beides unter den Tofu-Salat heben. Zum Schluss den Ingwer schälen, fein reiben und darüberstreuen.

Asiatische Nudelsuppe
Zutaten für 4 Portionen:
1 Knoblauchzehe
2 cm frische Ingwerwurzel
100 g Austernpilze
1 EL Sesamöl
1 l Gemüsebrühe
2 EL Sojasauce
1 kleine Möhre
1 Frühlingszwiebel
2 Hühnerbrustfilets
100 g feine Suppennudeln
Salz
schwarzer Pfeffer aus der Mühle

Den Knoblauch und den Ingwer schälen und fein hacken. Die Austernpilze putzen, kurz abspülen und in schmale Streifen schneiden.

Das Öl in einem breiten Topf erhitzen und Knoblauch und Ingwer darin andünsten. Die Pilze ebenfalls in den Topf geben und 5 Minuten dünsten. Mit der Gemüsebrühe aufgießen. Die Sojasauce dazugeben und erhitzen.

Die Möhre schälen und grob raspeln, die Frühlingszwiebel putzen, waschen, trocken tupfen und in schmale Ringe schneiden. Die Hühnerbrustfilets waschen, trocken tupfen und in Streifen schneiden. Mit dem Gemüse in den Topf geben, aufkochen und 5 Minuten köcheln.

Die Suppennudeln dazugeben und knapp 10 Minuten bei milder Hitze gar ziehen lassen. Die Suppe mit Salz und Pfeffer abschmecken.

Indischer Nudelsalat

Zutaten für 4 Personen:

250 g Bandnudeln

1 TL Salz

2 EL Sesamöl

250 g Hähnchenbrust

1 EL Butter

Salz

Pfeffer aus der Mühle

1 EL Sesamsamen

1 rote Zwiebel

2 Tomaten

1 Staudensellerie

1 Zitrone (unbehandelt)

100 Mixed Pickles (aus dem Glas)

200 g Kichererbsen (aus der Dose)

2 EL fein gehackte Korianderblättchen

Für die Salatsauce:

1 Becher Joghurt (3,5 % Fett)

1 EL Weinessig

4 EL Weizenkeim- oder Distelöl

1 TL gemahlene Ingwerwurzel

1 TL gemahlener Kreuzkümmel

Nudeln nach Packungsanleitung in kochendem Salzwasser bissfest garen. Abgießen und mit 1 EL Öl mischen.

Hähnchenbrust waschen, trocken tupfen und in Streifen schneiden. Restliches Öl mit der Butter in einer Pfanne erhitzen und die Hähnchenbruststreifen darin goldbraun braten. Noch in der Pfanne salzen, pfeffern und mit Sesamsamen bestreuen. Kurz weiterbraten, bis der Sesam Farbe angenommen hat. Hähnchenfleisch aus der Pfanne nehmen und auf Küchenkrepp abtropfen und abkühlen lassen.

Inzwischen Zwiebel schälen und in Ringe schneiden. Tomaten waschen, trocken tupfen, den Stielansatz entfernen und die Tomaten vierteln. Staudenselleriestangen putzen, waschen, trocken tupfen und in Ringe schneiden. Zitrone heiß abwaschen, trocken tupfen und in Schnitze schneiden. Mix Pickles und Kichererbsen abgießen.

Aus Joghurt, Weinessig, Öl, Ingwer und Kreuzkümmel eine Salatsauce rühren.

Alle Salatzutaten, außer den Hähnchenbruststreifen, mischen und die Sauce vorsichtig unterziehen. Hähnchenbruststreifen auf dem Salat verteilen, mit den klein gehackten Korianderblättchen bestreuen und den Salat mit den Zitronenschnitzen garnieren.

Goldbarsch mit Ingwer und Sonnenblumensprossen

Zutaten für 4 Personen:
1 Bund Frühlingszwiebeln
2 mittelgroße Karotten
150 g Austernpilze
2 Chilischoten
1 Zucchini
200 g Sonnenblumensprossen
Sonnenblumenöl
2 EL Reiswein (Sake)
4 Goldbarschfilets
Salz
Pfeffer aus der Mühle
3 cm frische Ingwerwurzel

Das Gemüse putzen, eventuell waschen und trocken tupfen. Dann klein schneiden. Das Sonnenblumenöl in einem Schmortopf erhitzen und das Gemüse darin anbraten. Mit dem Reiswein ablöschen.

Den Backofen bei Ober-/Unterhitze auf 200 °C, bei Heißluft auf 180 °C vorheizen. Den Fisch salzen und pfeffern. Den Ingwer schälen, fein reiben und über den Fisch streuen. Den gewürzten Fisch vorsichtig auf das Gemüse geben. Den Schmortopf schließen und auf dem Rost in den vorgeheizten Backofen schieben. Das Ganze etwa 10 Minuten garen.

Sake

Der Sake-Reiswein ähnelt in der Herstellung eher dem Bier als dem Wein, da der Zucker vor dem Brauen erst erschlossen werden muss. Zudem ist der Alkoholgehalt von Sake deutlich höher als der von Wein aus Trauben. Bei preiswerten Sake-Sorten wird vor der Abfüllung hochprozentiger Alkohol zugegeben. Nicht damit zu verwechseln ist aber die Zugabe einer geringen Menge Alkohol während des Gärprozesses. Sie dient der geschmacklichen Abrundung und wird auch bei hochwertigen Sorten angewendet. Die Standardqualität von Sake heißt Futsu-shu, sie bildet etwa 80 Prozent des weltweiten Sake-Volumens (das überwiegend aus Japan stammt).

Gebratener Lachs in Ingwermarinade

Zutaten für 4 Personen:

1 großes (etwa 500 g) Lachsfilet

2 EL Butter oder Margarine

Für die Marinade:

3 cm frische Ingwerwurzel

2 Knoblauchzehen, 1 rote Chilischote

2 EL Sojasauce

6 gemahlene Sternanis

4 EL Wermut

2 EL gehacktes Koriandergrün

Den Ingwer und den Knoblauch schälen, den Ingwer fein hacken und den Knoblauch durch eine Knoblauchpresse drücken. Die Chilischote putzen, halbieren, entkernen und ebenfalls fein hacken.

Alle Zutaten für die Marinade in einer flachen Schüssel vermengen. Das Fischfilet hineinlegen und von beiden Seiten mit der Marinade bedecken. Mindestens 2 Stunden kalt stellen.

Dann den Fisch aus der Marinade nehmen und mit Küchen-krepp trocken tupfen. Das Fett in einer Pfanne erhitzen und den Fisch auf beiden Seiten darin bräunen.

Dazu passen beispielsweise Reis oder Kartoffelbrei.

Gut für Schleimhäute und Galle

Die Früchte des Sternanises gleichen im Geruch und Ge-schmack dem Anis, sind jedoch feiner im Aroma, wenn auch etwas bitterer. In der Pflanzenheilkunde gilt das asiatische Ge-würz als wirkungsvolles Mittel gegen Husten. Es ist oft in Er-kältungs- und Gallentees enthalten, außerdem lindert es Blä-hungen. In der Küche verträgt er sich gut mit vielen anderen Gewürzen, wie etwa mit Ingwer, Nelken, Zimt und Sojasauce.

INGWER-LECKEREIEN FÜR BESONDERE ANLÄSSE

Frittiertes Obst auf japanische Art

Zutaten für 6 Personen:

1 Eiweiß (Größe M)
200 g Mehl
1 Prise Salz
1 TL Zucker
1 TL gemahlene Ingwerwurzel
1 Banane
1 kleiner Apfel
1 kleine Birne
Sonnenblumenöl
Puderzucker

Das Eiweiß mit 300 ml eiskaltem Wasser schaumig schlagen. Das Mehl sieben und mit Salz, Zucker und Ingwer zum Eiweißschaum geben. Alles zu einem flüssigen Teig rühren. 1 Stunde kalt stellen. Die Banane schälen, quer halbieren und dann längs vierteln.

Den Apfel und die Birne waschen, trocken tupfen und die Kerngehäuse mit einem Apfelausstecher entfernen. Die Früchte in Scheiben schneiden.

In eine schwere, tiefe Pfanne 4 bis 5 cm hoch Öl geben und stark erhitzen. Viel Küchenpapier bereitlegen.

Die Fruchtstücke einzeln in den Teig tauchen und in mehreren Portionen im heißen Öl goldbraun ausbacken. Auf dem Küchenpapier abtropfen lassen, während die anderen Stücke backen. Die frittierten Obststücke mit etwas Puderzucker bestäuben.

Dazu passt Vanille-Eis.

Quentão

Bei dem Quentão handelt es sich um ein heißes Ingwer-Getränk aus São Paulo. Er ist gewissermaßen der südamerikanische Bruder unsres Glühweins – denn auch in Brasilien gibt es Gegenden, in denen es kalt werden kann.

Zutaten für 4 Portionen:
1 Orange (unbehandelt)
1 Limette (unbehandelt)
1 Zimtstange
4 Gewürznelken
2 cm frische Ingwerwurzel
1 EL Zucker
1 EL Wasser
500 ml Cachaça (Zuckerrohrschnaps)

Die Orange und die Limette heiß abwaschen und trocken tupfen. Die Orange schälen und in Scheiben schneiden. Die Limette in Stücke schneiden. Den Ingwer schälen und dünne Scheiben schneiden.

Die Orangenschalen, ein paar zerdrückte Orangenscheiben und die Limettenstücke in einen Mixer oder Mörser geben. Die Ingwerscheiben, die Zimtstange und die Nelken dazugeben und ebenfalls zermahlen.

Zucker in einen Topf geben und bei mittlerer Hitze schmelzen.

Er wird dabei dunkler und seine Süße verschwindet. Dafür entsteht das charakteristische Röstaroma. Sobald er goldbraun ist, das Wasser und gleich danach den Mörserinhalt dazugeben. 10 Minuten bei geringer Hitze köcheln lassen.

Schließlich den Cachaça hinzugießen und weitere 10 Minuten köcheln lassen. Zuletzt noch alles abseihen und heiß im Schnapsglas servieren.

Edler »Fusel«

Der Cachaça ist ein Zuckerrohrschnaps und wird umgangssprachlich auch *pinga* (Fusel) genannt. Tatsache ist freilich, dass es auch Cachaça von hoher Qualität gibt. Ein Zeichen für gute Qualität ist die Farbe. Sie ist typisch gold-braun und stammt von der zwei bis drei Jahre langen Alterung der Cachaça in Holzfässern.

Ingwer-Punsch
Zutaten für 4 Portionen:
60 g frische Ingwerwurzel
2 Orangen (unbehandelt)
450 ml lieblichen Weißwein
2 Sternanis
3 EL Orangenlikör
Kandiszucker

Den Ingwer schälen und in dünne Scheiben schneiden. Die Orange heiß abwaschen, trocken tupfen und die Schale abreiben. Die Früchte halbieren und auspressen.

Den Wein zusammen den Ingwerscheiben, dem Sternanis und der abgeriebenen Orangenschale aufkochen, danach den Topf sofort vom Herd ziehen. Orangensaft und Likör unterrühren.

Den heißen Punsch auf 4 Gläser verteilen und den Kandiszucker dazustellen, damit man nach Bedarf süßen kann.

LITERATUR

Ulrike Bültjer, *Lexikon der Gewürze*, Niedernhausen, 1998

Andrew Chevalier, *Die BLV-Enzyklopädie der Heilpflanzen*, München, 1998

Ulrich Frohne, *Heilpflanzenlexikon*, Stuttgart, 2002

Ulrich Gerhardt, *Gewürze in der Lebensmittelindustrie*, Hamburg, 1994

Birgit Gey-Kemper, *Wunderbare Wurzelkraft Ingwer*, München, 2007

Ruth Schneebeli-Graf, *Blütenland China. Nutz- und Heilpflanzen*, Berlin, 1995

Marianne Voelk, *Die Heilkraft des Ingwer*, München, 1998

Jörg Zittlau, *Heilende Gewürzküche*, München, 1998

Jörg Zittlau, *Der Lebensmitteldoktor*, München, 2005

BILDQUELLEN

Anbau und Ernte:
© Buderim Ginger Limited
Buderim Ginger Sales GmbH, Stelle, www.ingwer.de

Rezeptfotos:
Thai-Salat mit Rinderstreifen: © Butaris, www.ketchum.de
Zucchini im Tomaten-Ingwer-Saft: © Butaris, www.ketchum.de
Überbackener Gemüseeintopf: © Bergader Privatkäserei, www.ketchum.de